U0259641

本成果受到中国人民大学 2017 年度
"中央高校建设世界一流大学（学科）和特色发展引导专项资金"支持

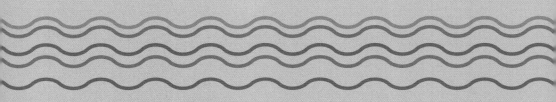

中国流动人口健康研究丛书

流动人口卫生服务利用及影响因素研究

STUDY OF
THE UTILIZATION OF
HEALTH SERVICES
FOR MIGRANT
POPULATION AND
THE INFLUENCING
FACTORS

郭静 著

社会科学文献出版社
SOCIAL SCIENCES ACADEMIC PRESS (CHINA)

前　言

　　自 20 世纪 90 年代初以来，我国流动人口的数量不断增长，从 1993 年的 7000 万人增长到 2016 年的 2.45 亿人，超过了全国人口总数的 18%，相当于每 6 个人中就有 1 个是流动人口。随着我国工业化、城镇化进程加快，人口流动成为我国人口发展及经济社会发展中的重要现象之一。近年来，我国流动人口呈现出平均居留时间（年）持续上升、平均年龄持续上升、家庭化流动趋势明显等特征，流动人口在流入地生育、就医、养老的比例不断上升，因而流动人口对相关公共卫生服务的需求持续增长。对流动人口卫生服务利用的研究既具有现实意义，又具有政策背景。一方面，流动人口是传染病、职业病、生殖健康问题和心理问题的高风险人群，卫生和健康状况不容乐观；另一方面，随着国家和社会对流动人口认识的演变以及"以人为本"执政理念的发展，政府对流动人口的卫生政策从早期的"防范式管理"（偏重于传染病防控）转向"提供服务与注重公平"，由此催生了一系列覆盖流动人口的卫生服务政策。

　　本研究以流动人口为研究对象，重点关注女性流动人口、流动儿童、流动老年人口特定卫生服务的利用问题并对其影响因素进行分析，旨在了解不同流动人口亚群对卫生服务利用的现状，探讨其影响因素和作用机制，并为进一步改善流动人口卫生服务利用提出政策建议。本研究界定概念如下：流动人口，是指居住地与户口登记地所在的乡、镇（街道）不一致且离开户口登记地一定时间，[①] 不包括市辖区内人户分离的人口；流动儿童，年龄在 18 周岁以下的流动人口，

---

① 　流动人口动态监测调查中界定时间为一个月及以上；流动人口卫生计生基本公共服务专项调查中界定时间为六个月及以上。

本次研究重点关注 0~6 岁流动儿童；流动老年人口，指 60 周岁及以上的流动人口。

本研究利用 2013 年、2015 年"全国流动人口卫生计生动态监测调查数据"以及"2013 年流动人口卫生计生基本公共服务专项调查数据"进行分析，重点关注以下人群和服务内容：①普通流动人口"基本公共卫生服务""职业安全与健康防护服务""医疗卫生服务"利用现状及影响因素；②女性流动人口"计划生育服务利用""服务利用满意度"状况及影响因素；③流动儿童"预防接种"服务、"健康管理"服务利用及影响因素；④流动老年人口"健康自评"和"就医行为"状况及影响因素。

研究发现如下结果。

1. 流动人口卫生服务利用的总体水平偏低

流动人口基本公共卫生服务利用水平远远低于流入地本地居民，也远未达到"十二五"时期基本公共卫生服务标准；在医疗卫生服务利用方面处于劣势，主要体现为流动人口在流入地的参保率及医疗费用报销比例较低；流动女性和流动儿童的卫生服务利用状况明显改善，服务利用率与常住居民相当；劳动群体和老年流动人口的卫生服务利用还存在较大不足，劳动力流动人口的职业安全与健康防护服务利用水平亟待提高。

2. 流动人口总体健康水平较高，但健康意识较差，没有养成良好的健康行为

流动人口两周患病率为 2.82%，远低于 2013 年全国居民两周患病率 24.10%，反映出流动人口较好的生理健康水平。但与生理健康水平相反的是，流动人口的健康意识相对薄弱。与流入地居民相比，流动人口在获取健康信息、接受健康服务方面都不够积极、主动，"没时间"和"不需要"接受服务是流动人口未接受各项服务的主要原因。

3. 提高"知晓率"是提高流动人口卫生服务利用的重要手段

针对不同服务项目，在未利用该服务的原因中，对服务"不知晓"和"不熟悉"的都占有一定的比例，对卫生服务不知晓和对服务

流程不熟悉成为影响流动人口卫生服务利用的重要原因，因此，提升流动人口的服务知晓率显得尤为重要。

4. 健康教育对流动人口卫生服务利用有积极作用，仍需进一步强化流动人口的健康教育工作

研究发现，健康教育在提高流动人口卫生服务利用水平方面起着至关重要的作用，接受了健康教育的流动人口在各项卫生服务利用方面都好于未接受健康教育的流动人口。同时，流动人口接受过健康教育的比例为 64.13%，远低于国家规定的健康教育覆盖率。需要进一步加强流动人口的健康教育工作。

基于以上研究，面对规模日益壮大的流动人口，为了促进流动人口卫生服务项目的可及性，提高他们的卫生服务利用率，进而改善各流动人口亚群体的健康状况，本书提出以下政策建议。

1. 开展和创新针对流动人口的健康教育活动，提高流动人口的健康风险意识

经过了"健康选择"的流动人口，普遍具有较高的身体素质，同时又具有较低的健康意识和健康素养，进而造成流动群体健康需求不足、卫生服务利用水平低的现状。开展健康教育，是提高流动人口健康意识、促进其健康行为的重要和有效途径之一，旨在实现流动人口的健康促进，促使流动人口主动寻求服务，维护和改善自身健康。

为了改善现行流动人口健康教育活动效率低、针对性不强的情况，有必要对健康教育活动的内容、形式以及场所进行创新。首先，在内容上，一方面要重视流动人口健康素养的评估工作，根据评估结果为流动人口提供水平适当的健康知识；另一方面要健全知识体系，全面讲授各项卫生服务的意义、具体内容和参与方式，重点填平流动人口在预防保健和职业安全防护方面的知识盲区。其次，在形式上，要顺应信息化潮流，采用新媒体方式弥补传统媒体传播方式的不足，实现对不同流动人口即时即地的个性化健康教育。最后，在场所上，考虑到流动人口工作强度大，主动参与活动的动力不足，基层卫生部门应积极寻求流动人口集中的工厂企业负责人员的配合，灵活变更健康教育场所，有效落实针对流动人口的健康教育工作。

2. 积极拓展新形式的宣传方式，改善流动人口卫生服务项目的知晓情况

知晓服务是利用服务的前提条件，知晓率也是衡量政策项目执行效果的重要方面之一。调查研究发现，"没听说过"卫生服务项目，是国家推行的惠民卫生政策在流动人口群体中利用率较低的主要原因，流动人口卫生服务利用水平的提升应重在提高卫生服务项目和政策的知晓率。依靠健康教育提高流动人口健康素养、激发流动人口服务利用的主动性，总体来看是一个长期才能显效的途径，只有辅之以强力和高效的宣传，才能实现流动人口卫生服务利用情况的及时改善。

在认识到项目宣传重要意义的基础上，基层卫生服务部门需积极拓展新的宣传方式，提高宣传的效率和覆盖率。这重点在于对现代媒体和信息技术的有效利用。目前流动人口以青壮年群体为主，对手机、互联网等新媒体使用比较广泛，新媒体具有传统媒体不具有的覆盖面广、传播速度快、信息容量大、互动性强等优点，因此，相关宣传服务部门应顺应时代发展，积极借助"互联网＋"等新型媒体来创新卫生服务的宣传方式，利用手机、平板电脑等移动平台推广服务信息，提高宣传效率，进而达到改善流动人口卫生服务项目知晓状况的目的。

3. 合理配置公共卫生服务资源，完善医疗保障制度，促进流动人口卫生服务需要向卫生服务需求和利用的转化

根据调查数据，阻碍流动人口卫生服务利用水平提升的另一大因素是经济条件。流动人口身处高消费水平的流入地，平均收入却显著低于户籍人口，经济条件的限制成为流动人口卫生服务需要顺利转化为卫生服务需求和卫生服务利用的一大直接原因。基于"以人为本"的政府理念和公共服务均等化的基本目标，政府在降低流动人口卫生服务利用的经济压力方面责无旁贷。

公共卫生服务方面，数据分析结果表明，流入地已经成为流动人口接受公共卫生服务的主要地点。但是，我国现行基本公共卫生服务的资源配置体系并未考虑流动人口因素，目前各地方获得的财政补

助、人员编制、硬件设施等资源都主要以户籍人口数量为标准，造成了流入地和流出地的医疗资源错位，流动人口的基本公共卫生服务权益更加难以落实。改进方案在于按照常住人口或服务人口重新制定或调整基层卫生资源配置标准，考虑到为流动人口提供卫生服务的成本较高，资源配置应进一步向流动人口集中的地区倾斜。

医疗卫生服务方面，医疗保障制度是减轻人们医疗消费压力的重要手段。目前，流动人口购买医疗保险以新农合为主，往往面临着异地使用和报销的多重限制，不仅影响流动人口参与医保的积极性，而且会影响其卫生服务利用，不利于流动人口的健康促进。近年来新农合的异地使用已经开始起步，在参保条件、报销比例等方面还需要进一步加快城乡一体化，实现医疗费用跨省、区报销，在费用上缓解流动人口医疗卫生服务利用的压力。

4. 建立流动人口信息网络，探索以社区为基础的流动人口卫生服务管理模式

低水平的信息化影响了公共卫生服务的顺利实施，建立全国联网的流动人口信息网络可以实现流动人口信息的异地共享和及时更新。流动人口信息网络的构建应以基层为依托，社区为基础，实时采集、动态录入、及时更新流动人口信息，并进一步根据信息网络进行流动人口卫生服务管理，形成以社区为基础的流动人口卫生服务管理模式。该模式既有利于社区卫生机构实现分级诊疗的目标，又便于对高风险流动亚群的卫生服务提供。

流动人口信息网络和以社区为基础的流动人口卫生服务管理模式的建立，需要政府在相关硬件、软件、专业技术、人力资源等领域进行大量的投入。首先，财政部门需在基层卫生部门的硬件设备和人力资源方面进行大量的投入，尽量减少基层的建设负担，有利于建设项目的落实和建设进度的加快。其次，要建立在全国范围内可共享的流动人口健康信息系统，并对社区医疗机构的服务人员进行技术培训，保证基层工作人员具备信息系统的基本使用技能。最后，信息系统的动态更新是一个重要问题，重点需要探索出驱动流动人口主动进行信息登记的途径和激励措施。

目　录

表目录

图目录

第一章　研究背景与意义

一　大规模的人口流动是我国社会发展中的重要现象

依照人口普查的统计口径，流动人口是指居住地与户口登记地所在的乡、镇（街道）不一致且离开户口登记地、不包括市辖区内人户分离的人口。随着城市化的快速发展，大规模的人口流动已经成为突出的社会现象。人口流动是社会进步的特征之一，是工业化和城市化的必然趋势。改革开放以来，尤其进入 21 世纪以来，大量的剩余劳动力转移到城市进行工作。根据 2010 年第六次全国人口普查的统计结果，大陆流动人口已超过 2.21 亿人，比 2000 年第五次全国人口普查时增加了 1.17 亿人，增长了 81.03%。我国流动人口总量在 2011～2014 年持续增长，由 2011 年的 2.30 亿增长至 2014 年的 2.53 亿，自 2015 年开始流动人口总量有所下降，截至 2016 年，我国流动人口总数为 2.45 亿（国家统计局，2017）。流动人口在总人口中的占比有升有降，但仍保持较大比重（见图 1.1）。与此同时，根据《中国流动人口发展报告 2017》，我国流动人口又呈现出了新的特征：一是流动人口平均居留时间（年）持续上升，由 2011 年的 4.8 年升至 2016 年的 5.7 年，人口流动的稳定性相对增强；二是流动人口平均年龄持续上升，从 2011 年的 27.3 岁升至 2016 年的 29.8 岁；三是家庭化流动趋势明显，家庭户平均规模保持在 2.5 人以上，2 人及以上的流动人口家庭户占 81.8% 以上。在这种情况下，流动人口在流入地生育、就医、养老的比例不断上升，使流动人口对相关公共卫生服务的需求同步增长。

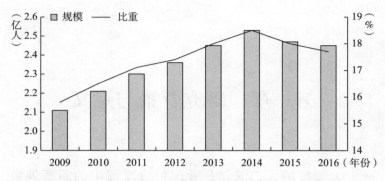

图 1.1　2009~2016 年我国流动人口规模及比例变化

数据来源：历年《中国流动人口发展报告》及普查数据、年度人口抽样调查推算数据。

二　流动人口卫生服务状况不容乐观

"流动人口"由于总体文化水平不高、缺乏专业劳动技能等原因，流动至城市后，往往从事工资水平低、工作时间长、职业危险因素较高的工作，加之生活条件差、健康知识和技能缺乏，流动人口存在较高的患病风险。与此同时，由于流动人口普遍缺乏健康风险意识、收入水平低以及医疗保障水平低下，其患病或出现健康问题后存在对卫生服务的利用明显不足的现象。

具体来看，已有研究表明，流动人口是传染病（如艾滋病、结核、性病）、职业病、生殖健康问题和心理问题的高风险人群：（1）传染病威胁持续存在：高度流动的人群既是传染病的主要传播者也是传染病的主要受害者。流动人口的疾病谱不同于城市常住人口，仍然以传染性和感染性疾病为主。（2）职业伤害愈发严重：伴随着工业化国家的快速建设，流动人口在职业健康方面遭受的伤害首当其冲。有研究发现，流动工人的职业伤害发生率高于非流动工人；并且在采矿业、建筑业、制造业和交通运输业从业的流动工人属于职业伤害的高危人群。（3）心理健康问题日益凸显：流动人口面临着与一般人不同的应激源，包括高流动性、高风险工作、低社会地位、远离家人及熟悉的社会环境等。流动人口的心理健康问题有其独特性，需要更多的社会关注和特别的干预手段。（4）生殖健康问题不容忽视。生殖健康仍然是流动人口健康的重要议题。不同于过去对流动人口生殖健康只注重对控制生育的认识，现在涵盖了对性生活、生育调节和母婴健康等方面的全面关注。

然而，从社会现状和已有的实证研究来看，作为高风险人群的流动人口，其卫生服务利用情况不容乐观：其一，流动人口卫生服务利用的整体水平差。据有些学者的研究，流动人口的两周患病率高达39.3%（黎慕，2010），其中两周患病者未就诊的比例为43.1%（纪颖，2013），远高于第五次国家卫生服务调查的全国平均水平，24.1%和15.5%（徐玲，2014）。其二，流动人口中弱势群体的卫生状况亟待改善。譬如，流动儿童贫血发生率、孕产妇流动人口死亡率、中青年流动人口职业病发病率等都显著高于城市户籍的相应人口，而与户籍人口相比，流动儿童、孕产妇流动人口等群体对各项基本公共卫生服务项目的利用率却很低，同时也普遍低于国家统一的指标要求。

流动人口存在较高的患病风险，卫生服务的充分利用对流动人口疾病的预防和控制具有积极作用，现今我国流动人口对卫生服务利用不足的现象阻碍了流动人口的健康发展。

三　研究意义与目的

随着规模不断增大，流动人口相应对卫生服务的需求也不断增加。而根据目前的实际情况，流动人口作为一个重要的社会群体，其社会经济指标远低于城市人口，是典型的弱势人群。一方面，他们为城市建设做出了巨大贡献；另一方面，由于我国户籍管理制度的不完善，他们不能被客居地城市所接纳，对各项城市公共服务尤其是医疗卫生服务和医疗保障等的使用困难重重。同时，流动人口的社会保障水平，特别是医疗卫生保障水平仍相对较低，导致其卫生服务利用率低，卫生保健需求无法被满足，这在很大程度上加剧了流动人口的健康风险。正视我国流动人口面临的卫生服务利用问题，对于改善流动人口的健康和促进流动人口全面发展与社会融合具有极其重要的政策价值和社会意义。另外，对于流动人口卫生服务利用情况的评估和对影响服务利用的因素进行分析，对于科学把握卫生服务体系的运行规律具有一定的理论价值，也是对其他相关研究的重要支撑。

本研究以流动人口为研究对象，在对其卫生服务利用现状进行分析的基础上，重点关注不同流动群体（女性、儿童、老人）的特定卫生服务问题并对其影响因素进行分析，研究目的具体为：①了解流动人口的基本健康状况及其卫生服务利用现状；②探讨不同流动群体卫生服务利用状况及相关影响因素；③总结流动人口卫生服务利用过程中存在的问题，并尝试探讨产生这些问题的根源；④提出改善流动人口卫生服务利用的对策和建议。

本研究将在女性流动人口、流动儿童、流动老年人口等特定群体中建立不同卫生服务利用的影响因素模型，并用实际调查数据验证所建模型；同时，本研究也将对影响卫生服务利用的政策环境、家庭环境等不同流动人口卫生服务利用的影响因素及其影响机制进行深入分析，并有针对性地提出建议和对策。

第二章　研究内容与方法

一　研究内容

（一）研究内容

本研究在对流动人口总体健康状况及卫生服务利用现状进行分析的基础上，分别对不同的流动人口亚群体特定的卫生服务内容及影响其卫生服务利用的因素和影响机制进行分析，力图发现不同流动群体面临的主要卫生服务问题及其影响因素，进而得出相应的结论，为制定有针对性的政策建议提供参考依据。具体来说本书研究内容可分解如下。

1. 流动人口基本情况。包括健康状况、健康知识水平与健康行为、健康信息获取途径。

2. 流动人口基本卫生服务利用现状。包括：基本公共卫生服务利用、职业安全和健康防护服务利用、医疗卫生服务利用。

3. 女性流动人口计划生育服务利用。包括：计划生育知识获取、服务利用和服务满意度分析。

4. 0～6岁流动儿童预防接种和健康管理服务。包括：预防接种、健康管理状况及其影响因素分析。

5. 流动老年人口健康状况及就医行为。包括：健康自评及其影响因素、就医行为特点、影响因素及其机制分析。

（二）本书研究结构

第一章为研究背景和意义，首先交代本书的背景，说明本书的研究意义。

第二章为研究内容和方法，说明本书的研究思路、内容、结构以及数据来源和研究方法。

第三章是文献综述，从流动人口卫生服务发展、服务利用和影响因素三方面归纳整理相关文献，以此作为本研究的切入点，为实证分析部分提供理论依据，也为实证结果的解释做好必要的理论铺垫。

第四章是流动人口基本情况，利用 2013 年、2015 年全国流动人口卫生计生动态监测调查数据，对流动人口的健康状况、健康知识水平、健康行为以及获取健康相关知识的途径进行分析，提供基础信息。

第五章是针对一般流动人口的研究，分析流动人口基本卫生服务利用的情况，主要从基本公共卫生服务、医疗卫生服务、职业安全和防护培训服务三方面对流动人口的卫生服务利用现状及影响因素进行分析。

第六章是针对女性流动人口的研究，分析女性流动人口的计划生育服务利用情况，主要针对女性流动人口这个特定群体，围绕服务利用、信息获取和满意度方面进行探讨。

第七章是针对流动儿童的研究，分析流动儿童预防接种和健康管理服务的利用情况，主要针对流动儿童这个群体，围绕其计划免疫和健康管理服务利用现状、存在问题及其影响因素进行分析。

第八章是针对流动老年人口的研究，主要针对流动老年人口这个群体，围绕其自评健康状况和就医行为展开研究，包括现状、影响因素及影响机制的研究。

第九章是研究结论与政策建议。对全书的研究进行概括总结，得出结论并提出相关的政策建议。

研究框架见图 2-1。

二　数据来源

本研究主要使用全国流动人口卫生计生动态监测调查数据进行，主要包括 "2013 年全国流动人口卫生计生动态监测调查" 数据库（以下简称为 "2013 年全国流动人口动态监测调查"）、"2015 年全

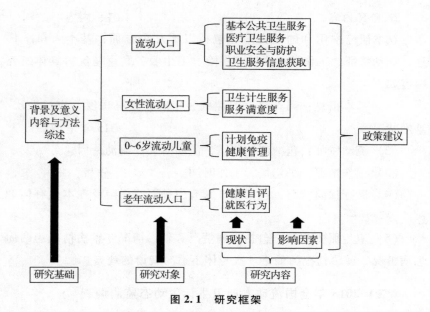

图 2.1　研究框架

国流动人口卫生计生动态监测调查"数据库（以下简称为"2015年全国流动人口动态监测调查"）、"2013 年流动人口卫生计生基本公共服务专项调查"A 卷及 B 卷数据（以下简称为"2013 年流动人口卫生计生专项调查 A 卷、B 卷"）。

（一）2013 年全国流动人口卫生计生动态监测调查

1. 抽样方法

该调查由国家卫计委采取分层、多阶段与规模成比例的 PPS 抽样方法，在全国 31 个省（自治区、直辖市）和新疆生产建设兵团城市地区抽取样本点，被调查者为在本地居住一个月以上，非本区（县、市）户口的男性和女性流动人口，包括个人问卷调查和社区问卷调查。个人问卷主要包括基本情况、就业居住和社会保障、婚育情况与计划生育服务、社会融合等内容；社区问卷主要包括人口基本状况、社区管理与服务、流动人口计划生育基本公共服务落实情况等内容。最终样本共包含流动人口 198795 人、村（居）委会 980 个。

2. 研究内容

在本研究中用到的调查内容包括以下几个方面：基本人口学信息、流动特征、工作情况、医疗保险、卫生服务利用情况。具体研究内容如下。

（1）基本信息：调查对象的性别、年龄、教育程度、户口性质、婚姻状况等。

（2）流动特征：包括流动范围、流动时间、流动原因。

（3）工作情况：平均每天工作时间。

（4）医疗保险情况：包括在老家有何种医疗保险及在本地有何种医疗保险。

（5）卫生服务利用：包括患病情况和就诊情况。患病情况为两周患病情况，就诊情况为最近一次身体不适时就诊的地点。

（二）2015 年全国流动人口卫生计生动态监测调查

1. 抽样方法

该调查以 31 个省（区、市）和新疆生产建设兵团 2014 年全员流动人口年报数据为基本抽样框，采取分层、多阶段、与规模成比例的 PPS 方法进行抽样。抽取对象为在本地居住一个月以上，非本区（县、市）户口的 2015 年 5 月年龄 >15 周岁的流动人口。确定抽样范围后，由基层调查员直接访问被调查对象，填写调查问卷。调查最终有效样本为 193125 人。

2. 研究内容

在本研究中用到的该调查内容包括以下几个方面：基本人口学信息、流动特征、基本公共卫生和计划生育情况、老年医疗卫生服务情况。具体研究内容如下。

（1）基本信息：调查对象的性别、年龄、教育程度、户口性质、婚姻状况。

（2）流动特征：包括流动范围、流动时间及流动原因。

（3）基本公共卫生和计划生育情况：①卫生服务信息获取，包括调查对象在本地获得哪些健康知识、以何种方式获得健康知识；②产前检查、分娩情况及产后访视，包括产前检查次数、分娩地点及分娩场所、产后一周访视、产后一月访视及 42 天母亲健康体检状况；③0~6 岁儿童预防接种状况，包括 0~6 岁儿童是否建卡、是否接种适龄疫苗，以及未建卡、未接种的原因；④0~6 岁儿童保健手册情况，包括 0~6 岁儿童是否建立保健手册、接受检查的次数，以及未建册、未接受检查的原因。

（4）医疗保险情况：主要包括调查对象参加了何种医疗保险，以及在何处参保。

（5）流动老年人口的健康及就医情况：①老年人基本情况，包括老年人年龄、流动原因、主要经济来源、医疗保险；②社交活动，即老年人本地朋友状况；③健康状况，包括老年人健康自评价、慢性病、需住院疾病等情况；④健康行为，包括老年人日常锻炼时间；⑤就医行为，包括老年人是否体检，以及生小病时的处理方式。

（三）2013 年流动人口卫生计生基本公共服务专项调查 A 卷

1. 抽样方法

该调查是在流动人口动态监测调查的基础上开展的针对流动人口的卫生计生基本公共服务专项调查，目的在于了解典型地区流动人口接受基本公共卫生服务和计划生育服务的状况、影响因素和主要需求，以及卫生计生服务管理机构落实卫生、计生基本公共服务的现状、困难和经验，为研究制定流动人口卫生和计生基本公共服务均等化的指导意见和工作方案提供支持。

A 卷为流动妇女儿童专项调查，调查对象是在现居住地居住半年以上，并携有 0~6 岁子女的流动已婚育龄妇女。选取调查地点为：北京市（朝阳区）、天津市（滨海新区）、辽宁省大连市（西岗区、金州区）、上海市（浦东新区）、江苏省南京市（秦淮区、鼓楼区、江宁区、浦口区）、浙江省嘉兴市（秀洲区、桐乡市）、福建省厦门市（思明区、湖里区）、山东省青岛市（李沧区、开发区）、河南省郑州市（管城区、二七区）、广东省东莞市、重庆市（九龙坡区）、四川省成都市（锦江区、武侯区、温江区、双流县）。调查地点的选取兼顾了前六大流入人口大省（市），为东、中、西部流动人口较集中地区。调查采取典型抽样方法选取调查对象。在上述 12 市中，每市分别调查 A 卷 400 份。尽量覆盖不同居住类型、不同就业行业的流动人口，最终有效样本妇女 4800 人，儿童 5120 人。

2. 研究内容

在本研究中用到的该数据内容包括以下几个方面：基本信息、流动特征、卫生计生基本公共服务利用情况、0~6 岁儿童预防接种和健康管理服务情况。具体的研究内容如下。

（1）基本信息，包括调查对象的出生年月、教育程度、户口性质、就业状况以及 0~6 岁孩子的数量。

（2）流动特征，包括调查对象的流动范围及流动时间。

（3）卫生计生基本公共服务利用情况：①孕前优生优育服务情况，包括怀孕之前三个月主要居住地点、怀孕之前三个月是否服用叶酸、服用叶酸是否免费；②孕期《孕产妇保健手册》建立情况，包括孕期地点、怀孕后建立《孕产妇保健手册》地点及机构；③孕期产前检查服务情况，包括产前检查次数、免费项目产检次数、未做产检的原因；④产后访视与避孕节育服务情况，包括分娩地点、未在本地分娩的主要原因、分娩费用报销、产后一周内访视情况、产后一个月左右访视情况、产后避孕方法等；⑤相关信息及获取途径，包括听说过哪些免费服务、获取卫生计生相关服务信息的途径。

（4）0~6 岁儿童预防接种和健康管理服务情况，包括儿童建立《0-6 岁儿童保健手册》的地点和方式、未建立《0-6 岁儿童保健手册》的原因、建立"预防接种卡"的地点、是否接种了所有适龄免费疫苗、没有接种所有或从未免费接种适龄疫苗的原因、是否接受过适龄免费生长发育检查。

（四）2013 年流动人口卫生计生基本公共服务专项调查 B 卷

1. 抽样方法

B 卷专项调查为就业流动人口专项调查，调查对象是在现居住地居住半年以上，在工厂、企业、农贸市场、餐饮、服务场所等集聚就业的劳动年龄流动人口。B 卷抽样方法与 A 卷相同，但 B 卷调查对象中男性流动人口数量不少于样本量的 60%，最终有效样本为 7200 人。

2. 研究内容

在本研究中用到的该调查内容包括以下几个方面：基本人口学信息、流动特征、工作情况、健康防护教育情况、健康防护意识情况、健康防护行为情况、健康知识情况、健康行为情况、基本公共卫生服务利用情况、健康需求情况。具体研究内容如下。

（1）基本信息：包括性别、年龄、教育程度、婚姻及户口性质。

（2）流动特征：包括调查对象的流动范围、流动时间。

（3）工作情况：指调查对象的平均每周工作时间。

（4）健康防护情况：①健康防护教育，包括被访者是否在本地接受过自我保健/预防疾病方面的教育，以及接受过哪些自我保健/预防疾病方面的教育；②健康防护意识，包括被访者的环境中是否存在危害，以及相关单位采取的措施能否有效地防止有关职业危害；③健康防护行为，即被访者是否在工作时穿戴工作服。

（5）健康知识得分，这一内容基于相关健康知识问题的得分加总形成。

（6）健康行为，包括是否吸烟、接触二手烟的时间、应对情绪低落的方式、是否主动寻找健康信息。

（7）基本公共卫生服务利用情况，包括最近一次体检的时间、体检原因。

（8）健康需求情况，包括被访者希望获得健康知识的途径，以及被访者希望获得的健康知识的内容。

三　研究方法

（一）理论模型

安德森卫生服务利用模型是一种较为成熟的理论模型，最早由美国学者罗纳德·安德森于 1968 年提出（Andersen R. M.，1968）。在随后的 40 多年里，这一模型不断发展，被广泛应用于医疗卫生服务利用的研究中，尤其是美国少数族裔、移民、低收入者、妇女儿童、残疾或失能人群和艾滋病患者及 HIV 阳性人群等弱势群体的医疗卫生服务利用研究（Andersen, 1995; Andersen et al., 1978; Aday et al., 1974）。

该模型主要由相互作用和影响的四部分组成（见图 2.2），包括环境因素（Environment）、人群特征（Population Characteristics）、健康行为（Health Behavior）和健康结果（Outcomes）。（1）环境因素突出强调外部环境对个人健康状况的影响，这些因素反映了个体所处的经济社会背景；而卫生服务体系则包含了相应的卫生组织体系、资源配置和制度政策。（2）人群特征是模型中直接影响个体行为和医疗卫生服务的因素，细分为"先决变量"（Predisposing Characteristics，又译为"倾向特征"），包括个体的人口学特征、所处的社会地位（受教育水平、职业、社会关系等）和健康认知及信念；"使能变量"（Enabling Resources，又译为"促进资源"），包括个人、家庭和所处的社区资源，这其中的社区主要指与医疗卫生服务密切相关的生活社区；以及"需要变量"（Need），包括由生物性和社会性共同决定的主客观健康需要，例如实际病情和疼痛认知等。（3）健康行为包括自我医疗、自主健康促进和就医等行为。（4）健康结果一般从认知健康水平（自评健康状况等）、客观健康水平（门诊及住院频次等）和服务满意度等方面来评价（Andersen, 1995; 陈英耀等, 2000）。

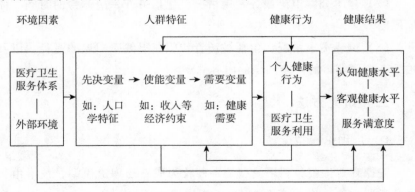

图 2.2 安德森卫生服务利用模型

资料来源：译自 Andersen R. M. "Revising the Behavioral Model and Access to Medical Care: Does it Matter?" *Journal of Health and Social Behavior*, 1995, 36（1）: 1 – 10。

这一理论模型几乎适用于所有的卫生服务利用研究，但安德森本人也曾撰文指出，不同的卫生服务之间，影响因素存在很大差别，诸如体检和预防接种等服务的影响因素不同于一般的医疗诊断和治疗（Andersen et al. , 1973）。相应地，根据美国国家卫生统计中心的测度指标，预防性质的卫生服务更多考虑性别、年龄、种族、家庭收入、婚姻状况、受教育程度、居住地（都会或乡村等）及所处地域和随访形式等因素 （NCHS，1965），这也是研究中应当注意的。

（二） 文献研究方法

文献研究即通过文献分析，归纳总结国内外已有研究成果，在此基础上界定卫生服务利用、健康、就医行为等各自的概念内涵和度量指标，之后总结卫生服务利用理论模型，确定本书的理论框架，最后通过查阅相关政策条文和国内外相关文献，全面了解我国流动人口健康状况、卫生服务利用现状和影响卫生服务利用的影响因素和作用机制。总之，文献分析建立了本书研究的理论和数据基础。

（三） 统计学研究方法

研究方法：采用 SAS 软件和 MPLUS 软件进行数据处理及统计分析。本书采用描述性统计分析方法描述了调查对象的基本人口学特征、流动人口健康状况、医疗保健情况以及卫生服务利用现状；利用 Logistic 回归模型分析了一般流动人口、流动儿童、流动女性卫生服务利用及流动老人自评健康的影响因素；利用结构方程模型分析了流动老年人口就医行为的影响因素及其作用机制。

第三章　文献综述

本章重点对与流动人口卫生服务利用密切相关的既有研究进行回顾分析。主要梳理和评析的内容分为三部分：(1) 流动人口卫生服务发展状况，通过这一部分的梳理了解从过去到现在我国对流动人口提供的卫生服务保障的主要内容及发展变化；(2) 流动人口卫生服务利用现状，通过既有研究了解我国流动人口卫生服务利用的水平及特点；(3) 流动人口卫生服务利用的影响因素，通过对既有研究中影响因素的选取和统计结果的整理，发现当前研究的焦点问题和存在的不足之处，在此基础上明确本研究的研究思路和研究内容。

一　流动人口卫生服务发展状况

随着社会经济的发展，对于卫生服务的研究由单一的医疗服务逐渐向预防、保健、医疗、护理、康复等领域拓展，卫生服务的内容也扩充至预防、保健、医疗、康复和健康促进等方面，涉及完整的医疗服务过程的各个环节（李鲁等，2013）。现有基本公共卫生服务项目作为国家覆盖面最广的公益性公共卫生干预措施，涵盖了预防、保健、健康促进等多个环节，它与医疗卫生服务项目结合，共同构成了现今卫生服务的主要内容。因此，对流动人口卫生服务发展状况的综述主要从流动人口基本公共卫生服务发展情况和流动人口医疗卫生服务发展情况进行分析。

(一) 流动人口基本公共卫生服务发展情况

基本公共卫生服务是我国卫生服务中最基本、最核心的一部分，涉及预防、保健、康复、健康促进等各个方面，与国家和国民生存、发展关系密切。现下，实施国家基本公共卫生服务项目，是促进我国基本卫生服务逐步均等化的重要内容，也是我国公共卫生制度建设的重要组成部分。

国家基本公共卫生服务项目是针对当前城乡居民存在的主要健康问题，以儿童、孕产妇、老年人、慢性疾病患者为重点人群，面向全体居民免费提供的最基本的公共卫生服务。该项目自 2009 年启动以来，在城乡基层医疗卫生机构得到了普遍开展，取得了一定的成效。此后，国家基本公共卫生服务项目的内容和要求不断完善，主要呈现出以下几个特点。

1. 服务项目不断丰富

2009 年，卫生部印发《国家基本公共卫生服务规范（2009 年版）》，确定了 9 类基本公共卫生服务内容，包括城乡居民健康档案管理服务、健康教育服务、0~36 个月儿童健康管理服务、孕产妇健康管理服务、老年人健康管理服务、预防接种服务、传染病报告和处理服务、高血压患者和 2 型糖尿病患者健康管理服务、重性精神疾病患者管理服务。在预防接种服务部分，特别提出了便利流动人口的措施。随后，《国家基本公共卫生服务规范（2011 年版）》印发，相对于 2009 年版，服务内容从 9 类增加到 10 类，增加了"卫生监督协管"服务，同时在健康教育服务方面，着重提到了将农民工作为主要服务对象之一。2013 年，《关于做好 2013 年国家基本公共卫生服务项目工作的通知》进一步将中医药健康管理服务纳入基本公共卫生服务范围。2015 年新增服务项目"结核病患者健康管理"，服务项目数量达到 12 项。2017 年《关于做好 2017 年国家基本公共卫生服务项目工作的通知》，将已开展的"免费提供避孕药具"和"健康素养促进行动"统筹纳入基本公共卫生服务项目。经过近十年的发展，国家基本公共卫生服务项目由 9 项逐步增加到 14 项，展现了我国基本公共卫生服务项目不断健全和丰富的发展历程。

2. 人均经费补助标准不断提高

我国人均基本公共卫生服务经费补助标准逐年提升，2009~2017 年人均经费补助标准由 15 元提升至 50 元，每年新增经费的使用都有具体的规定。如《关于做好 2017 年国家基本公共卫生服务项目工作的通知》明确规定了 2017 年人均基本公共卫生服务经费补助标准从45 元提高至 50 元，新增经费主要用于以下方面：一是巩固现有项目，扩大服务覆盖面，适当提高服务补助水平，细化和完善服务内容，提高服务质量；二是统筹安排免费提供避孕药具和健康素养促进两个项目的经费。人均经费补助标准的提高对包括流动人口在内的全人群卫生保健水平的提高都有积极意义，对项目经费的严格管理也有利于基本公共卫生服务提供的规范化。

3. 服务对象进一步明确

为进一步规范国家基本公共卫生服务项目的实施，2015 年下半年以来，国家卫生计生委对《国家基本公共卫生服务规范（2011 年版）》进行了修订，于 2017 年 2 月印发了《国家基本公共卫生服务规范（第三版）》（以下简称《规范》）。《规范》的主要修订内容之一正是进一步明确了服务对象为常住人口，强调了对当地居住半年以上的非户籍居民的覆盖，如健康教育的服务对象由"辖区内居民"修订为"辖区内常住居民"，孕产妇健康管理的服务对象由"辖区内居住的孕产妇"修订为"辖区内常住的孕产妇"。国家基本公共卫生服务项目从提出开始对服务对象的界定就覆盖了流动人口，进一步将服务对象明确为常住人口，取消了部分项目对在当地居住时间不足半年的流动人口群体的覆盖。结合流动人口"死档"现象广泛存在（宋月萍等，2015）等实践教训，这一修订既节省了国家卫生资源，又有利于提高流动人口基本公共卫生服务利用的有效性，将服务对象和卫生资源聚焦到了流动人口中需求更大的人群之中，实质上是对流动人口有益的政策修订。

4. 各项目工作目标同步更新

随着基本公共卫生服务项目的逐年推进和人们健康保健意识的提高，基本公共卫生服务项目的工作任务目标也同步提高。如：①国家卫计委印发的《关于做好 2014 年国家基本公共卫生服务项目工作的通知》要求"以县（区、市）为单位，居民健康档案规范化电子建档率达到 70% 以上"，2016 年则要求为 75% 以上；②结合实际情况，强调提高对流动人口的服务提供，如 2016 年基本公共卫生服务项目工作任务目标明确提出了要进一步加强流动儿童的接种工作；③2017年发布的《国家基本公共卫生服务规范（第三版）》进行的一个重要修订——将"考核指标"改为"工作指标"，表现出政府对基本公共卫生服务工作注重实效的期望，以"健康档案使用率"指标替换"建档合格率"指标也体现了这一思想，当前的工作目标应该强调的是服务提供的效率而不仅仅是数量，这一工作思想对改善流动人口的基本公共卫生服务利用情况必然具有显著的积极作用。

（二）流动人口医疗卫生服务发展情况

针对流动人口的医疗卫生服务研究中，有学者将医疗卫生服务区分为医疗服务、公共卫生服务和妇幼保健服务（蒋收获，2008；陈刚，2006），这与我国过去将卫生与计划生育工作分置的制度设计密切相关。现有的国家基本公共卫生服务项目已经将公共卫生服务的大量内容涵盖进去，同时糅合了卫生计生服务，因此，本部分探讨的流动人口医疗卫生服务为医疗卫生服务的狭义解释，主要是指流动人口在各种医疗机构中接受和使用的卫生服务和产品。

近年来，对流动人口而言，我国医疗卫生服务的良好发展主要表现为医疗服务市场竞争性的提高和分级诊疗制度的完善。与之相对，医疗卫生服务与医疗保障的割裂则始终是阻碍流动人口医疗卫生服务逐步改善的拦路虎。

医疗服务市场竞争性的提升，丰富了流动人口对医疗卫生服务及机构的选择。1985 年以来，我国医疗卫生服务呈现出提供主体多元化的发展趋势，即实行政府与市场有机结合来向社会提供医疗卫生服务，这一趋势有利于形成医疗卫生服务提供的竞争形式（蔡立辉，2010）。对于流动人口，一方面，流动人口可以在公立医疗卫生机构、民间非营利性医疗卫生机构和营利性医疗卫生机构提供的服务之间进行比较与选择，增加了他们在医疗服务领域的选择权利，丰富了他们的就医选择；另一方面，这一改变使医疗卫生服务的提供者和购买者将公众置于消费者的地位，一定程度上减轻了医疗卫生服务的供给垄断，促使服务供给者节约成本、改善质量和提高效率，从而有利于提高流动人口对医疗服务的利用效率。

分级诊疗制度的逐步完善，有利于规范流动人口对医疗卫生服务的合理利用。分级诊疗是指按照患者疾病的治疗难易程度进行分级，不同级别的医疗机构承担不同疾病的治疗，各有所长，逐步实现从全科到专业化的医疗过程。2009 年新医改进一步提出建立和完善城市医院与社区卫生服务机构的分工协作机制。鼓励大医院通过技术支持、人员培训等方式，带动社区卫生服务持续发展。同时，采取增强服务能力、降低收费标准、提高报销比例等综合措施，引导一般诊疗下沉到基层，逐步实现社区首诊、分级医疗和双向转诊。流动人口存在两个就医现象：一是大医院偏好，近一半流动人口生病首诊时倾向于选择综合性大医院，不利于医疗费用和医疗资源的有效利用（冯桂平等，2016）；二是流动人口两周患病未就诊率偏高，其中经济因素在成因中占首要地位。这种情况下，分级诊疗制度对社区卫生服务机构的扶持，既有利于节约医疗资源，又有利于减轻流动人口的就医成本，提高流动人口对医疗服务的利用水平。

流动人口医疗服务与医疗保障割裂，阻碍了流动人口医疗卫生服务的均等化发展。中国医疗卫生体系近年来发生了明显的变化，国家重新定位医疗卫生改革，加快医疗卫生保险项目发展，以便尽早实现医疗卫生服务全面覆盖，更好地抵御风险。但是，流动人口的医疗保险制度存在诸多问题，始终难以解决。王健（2014）将我国当前流动人口的医疗保险模式归纳为四种：一是以深圳市为代表的运行上独立于城镇职工基本医疗保险的"农民工医疗保险模式"，这一模式的优点是缴费负担较轻，涵盖了门诊和住院医疗；缺点是对农民工参保的限制条件较多。二是以上海为代表的享受包括医疗、工伤、养老在内的三种保险的"综合医疗保险模式"，优点是将农民工纳入城镇职工保险体系，保障水平较高，缺点是医保关系难以转移和接续到其他医疗和社会保险体系。三是以北京为代表的"纳入型模式"，农民工基本上与城镇职工享受同等医疗待遇，优点是形成了统一的保险体系，缺点是该模式难以在其他地方推广。四是以浙江嘉兴为代表的以新型农村合作医疗为基础的模式，优点是有效解决了农民工流动性大、统筹账户无法随农民工流动而转移等问题，缺点是无法满足医疗费用异地结算的需求。这几个模式都建立在经济发展较好、流动人口管理较成熟的一线城市中，仍然有较大的缺陷。而实际上，上述模式主要针对在正规公司有稳定工作的流动人口，其他流动人口的医疗保障情况则只会更差。基本医疗保险是医疗保障制度中最基本、最重要的内容，是流动人口在城市中享有基本医疗服务的前提与保障。现存的基本医疗保险参保率低、保险范围较少覆盖门诊医疗、可转移性差、异地结算困难、报销比例低等问题迟迟得不到有效解决，将一直是流动人口医疗卫生服务发展的绊脚石。

（三）对流动人口卫生服务发展状况研究的评述

根据文献回顾和综述，流动人口基本公共卫生服务发展情况较好，可以预见到国家对基本公共卫生服务项目的持续关注和重视有利于促进流动人口基本公共卫生服务均等化发展的大趋势；相对而言，流动人口医疗卫生服务发展情况不够理想，主要在于医疗保障不能有效配合医疗服务需求的发展，尤其是保险费用、报销比例和异地报销等方面的问题，是流动人口医疗卫生服务需要转化为医疗卫生服务需求的一大阻碍，不利于流动人口医疗卫生服务事业的健康发展。

二 流动人口卫生服务利用现状

（一）流动人口卫生服务利用整体水平偏低

1. 流动人口基本公共卫生服务利用总体水平较低

基本公共卫生服务涉及预防、保健、康复、健康促进等各个方面，与国家和国民生存、发展关系密切，是现阶段我国覆盖率最高、最基础的公共卫生服务政策项目。能否做好流动人口基本公共卫生服务工作，关系到我国"健康中国"发展战略和健康公平理念的落实。然而，现有的关于流动人口基本公共卫生服务利用的相关研究得出了一致的结论：流动人口基本公共卫生服务利用率低。郝爱华等（2016）通过对珠三角地区的流动人口进行基本公共卫生服务调查发现，流动人口基本公共卫生服务的利用率为 30.37%，显著低于户籍人口 43.23% 的利用率。根据 2013 年流动人口动态监测数据，流动人口最近一年内接受过体检的比例只有 33.02%，在本地已经建立居民健康档案的流动人口比例不到 1/4，远低于同期国家规定的居民建档率 75% 的要求（郭静等，2014）。一方面，流动人口的基本公共卫生服务利用率与国家考核标准存在明显差距，流动人口未能充分享受国家政策，以常住人口为对象提供的基本公共卫生服务覆盖面亟须进一步拓宽；另一方面，流动人口的基本公共卫生服务利用率与户籍人口相比有显著差异，违背了我国基本公共卫生服务均等化的政策理念，不利于健康公平的促进与社会的和谐发展。

2. 流动人口对医疗卫生服务的利用情况较差

流动人口多从事劳动强度大、工作环境较差的工作，健康风险相对较高，流动人口的医疗卫生服务利用情况是一个很值得关注的社会问题。不少研究对流动人口医疗卫生服务利用水平的相关指标进行了统计和分析。黎楚湘等（2010）对上海市流动人口卫生服务利用调查的研究结果显示，流动人口两周就诊率为 8.74%，两周患病未就诊比例为 38.98%，根据第四次国家卫生服务调查报告，大城市居民两周就诊率为 15.10%，两周患病未就诊比例为 33%，说明流动人口的卫生服务利用水平较低。另外，纪颖等（2013）的研究显示，在控制了年龄、自评健康状况、医疗保险情况等因素后，青年流动人口患病就诊的比例依然低于农村青年人口，由此她认为，基于流动群体现实存在的高健康风险，流动人口的健康状况和卫生服务利用不仅差于城市居民，而且差于农村居民，处于三类人口中的最弱势地位。医疗保险作为流动人口享有基本医疗服务的前提和保障，在医疗卫生服务利用研究中受到学者的广泛关注。王恩来等（2017）对沈阳市流动人口的调查发现，流动人口在户籍地参加医疗保险的比例为 64.14%，在本地参加的比例为 39.64%，有 12.25% 的流动人口未参加任何医疗保险，参保率远低于城市或农村户籍人口，对提高流动人口医疗卫生服务利用率带来较大的负面作用。

3. 流动人口重复利用卫生服务资源

流动人口卫生服务利用水平偏低，且由于具有流动的特性，还存在对各种卫生服务资源在流入流出地重复利用的现象：刘冬梅等（2016）调查研究发现，2010 年流动人口重复参保率为 10.9%，高于同期人社部公布的全国城乡居民重复参保率，且流动人口重复参保率呈逐渐提高趋势；宋月萍等（2015）的调查显示，在已经建档的社区中，5.5% 的社区健康档案建立数量超过现有的流入人口规模，流动人口在流入地社区重复建档或"人走档留"现象破坏了有序的建档进程；吴亚琴等（2016）对 2013 年 0~6 岁流动儿童计划免疫现状的调查研究发现，流动儿童建卡比例较高（99.6%），但也存在较高的重复建卡问题（11.7%）。流动人口在卫生服务领域的资源重复利用现象，既从水平上拉低了我国流动人口卫生服务的人群利用率和覆盖率，也降低了我国流动人口卫生服务利用的质量，不利于卫生服务在流动人口中发挥实效。

（二）不同流动人口亚群体的卫生服务利用呈现不同特点

不同特征的流动群体往往形成特有的健康风险，从而对某些卫生服务项目具有特殊的需求。因此，除了对流动人口总体进行卫生服务利用水平研究外，学者们还关注流动人口显著的内部群体差异，将研究分别聚焦到各个不同特征的流动群体上。其中，卫生服务利用研究领域主要受到关注的几个流动群体为流动儿童、流动妇女、流动青年和流动老人。下面将对这几个流动群体现有的卫生服务利用水平研究情况进行综述。

（1）流动儿童的免疫接种率和参加体检比例低。随迁流动儿童的规模越来越大，流动儿童的卫生服务利用情况逐渐成为研究焦点。现有对流动儿童卫生服务利用的研究主要集中在适龄疫苗接种水平和定期体检情况上。赵劲红等（2007）研究发现，北京市流动儿童的"五苗"及时接种率，水痘、甲肝接种率都低于北京市户籍儿童。另有研究表明，2013 年浙江某地流动儿童各项免疫规划疫苗接种率基本达到90%，较前几年有显著提高，但仍与本地儿童有较大差距（李剑飞，2015）。定期体检是流动儿童健康保健的重要内容，也是流动儿童基本公共卫生服务的项目之一，深圳宝安区的调查显示，一年内有体检记录的 0~3 岁流动儿童仅占 61.4%，流动儿童保健形势严峻（孔桂花等，2013）。这两个指标的情况均反映出我国流动儿童卫生服务利用率低的现状。

（2）流动人口妇女卫生保健水平较低。北京市丰台区流动人口调查显示，流动人口一年内做过妇科健康检查者仅占 24.7%，远低于城市地区平均水平 48.9% 和大城市平均水平 59.0%，在家分娩率 37.4% 也远高于城市的 4.2%（张建军等，2008）。浙江省流动妇女的婚前检查率、妇女病普查率、住院分娩率也都低于户籍人口（许锋华等，2010）。这些表明各地对流动妇女卫生服务利用的提高缺乏有效措施。

（3）青年流动人口医疗卫生服务利用不足。2011 年天津市某区 15~24 岁青年流动人口的应就诊而未就诊率、年住院率分别为 21.59% 和 1.83%，住院率明显低于 2008 年全国卫生服务调查中 15~24 岁农村青年的住院率，也低于全国城市青年人口的住院率（1.98%），表明青年流动人口在预防保健服务利用和住院服务利用方面尤其不足（袁雁飞等，2012）。

（4）流动老年人口基本公共卫生服务利用率低下。张燕燕等（2017）利用 2015 年四川省流动人口动态监测调查数据对流动老人卫生服务需求与利用的研究发现，参加过体检和慢性病随访的流动老人都只有近四成，均低于国家基本公共卫生服务的工作要求，不利于促进老年卫生服务的均等化发展。

（三）流动人口卫生服务利用现状评述

既有的流动人口卫生服务利用研究，往往是基于相关调查数据，并结合卫生服务的利用指标，对流动人口的卫生服务利用水平进行定量描述，通过与全国水平或城市、农村水平的比较发现流动人口卫生服务利用率存在的差异与问题。既有研究在卫生服务利用指标的选择上也大同小异。总的来说，我国流动人口卫生服务利用现状的研究模式已经趋于成熟。但是，通过对文献的整理分析过程，笔者发现了我国流动人口卫生服务利用现状研究的两点不足。

首先，对流动人口卫生服务利用研究的地域过于集中。既有研究中研究对象主要集中在北上广深等几个流动人口规模和比例显著较高的大城市，但根据各地的统计数据，2015 年末北上广深的流动人口总量约为 3200 万，只占同期我国流动人口总量的 13%。北上广深作为我国经济发展靠前的几个大城市，在流动人口公共服务管理方面往往具有的独特优势和历史经验，流动人口的卫生服务利用水平也会自成特点。因此，该领域将研究地域聚焦于北上广深的现状，不利于了解我国流动人口卫生服务利用水平的总体情况，在北上广深人口控制政策和我国区域平衡发展的要求下，也不适应我国未来流动人口研究的趋势。

其次，对流动老年人口和女性流动人口等群体的研究关注度不足。分群体流动人口的内部差异性较大，现有的不少对流动人口卫生服务利用的研究都分群体进行，正如上文综述的流动儿童群体、青年流动人口、流动老年人口和流动妇女群体。通过对特定人群特征的聚焦，能够发现其独有的发展情况。文献综述过程发现，在卫生服务利用研究领域中，既有研究对青年流动人口和流动儿童的关注度较高，而对流动老年人口和女性流动人口的研究关注则相对不足，尤其是随着我国老龄化进程的加快，对老年人卫生服务利用的研究亟须丰富。流动人口是全面提升卫生服务利用覆盖面的难点之一，其中被社会和学界较忽视的子群体，如流动老年人口和女性流动人口，更是自觉接受卫生服务的困难人群，现有研究对这些群体关注度不足，不利于我国全人群健康均等化的落实和发展。

三　流动人口卫生服务利用影响因素研究

（一）流动人口卫生服务利用影响因素

目前，国内对流动人口卫生服务利用影响因素的考虑主要集中在以下四个方面：基本人口学特征因素、经济因素、社会支持因素和健康状况因素。下面将从这四个方面对流动人口卫生服务利用影响因素的具体作用情况进行文献回顾和综述。

基本人口学特征因素的影响。不同年龄和性别流动人口的卫生服务利用情况具有统计学差异。总的来说，普遍存在 45 岁以上高年龄组流动人口的卫生服务利用情况最差的结论（徐嘉等，2014；周海清等，2011），但对性别影响情况的结论则各执一词，江婷婷（2015）认为女性在日常生活中，对自身健康更为重视，因此卫生服务利用水平较高，徐嘉（2014）则观点相反，认为女性文化程度相对较低，在卫生服务利用方面处于弱势地位。还有研究发现不同婚姻状况对青年流动人口卫生服务利用有显著影响，其中已婚者对卫生服务利用率显著高于未婚者，并提出可能与已婚者具有家庭责任感、更关注自身健康有关（袁雁飞，2012）。不同职业与流动人口的卫生服务可及性存在差异，徐嘉（2014）认为这与不同行业单位对员工的管理模式和健康要求有关。

经济因素的影响。流动人口收入水平普遍较低。国内研究显示，收入低是流动人口卫生服务利用率低的重要影响因素。中国疾病预防控制中心对全国一项流动孕产妇产前检查的调查中发现，家庭收入越低的流动孕产妇接受产前检查次数越少，差异具有统计学意义。周海清（2011）认为，这是因为收入水平低阻碍了流动人口的卫生服务需要转化为卫生服务需求。此外，江婷婷（2015）提出，流动人口的就业身份、从事现工作的年限对流动人口卫生服务利用的影响是显著的。具体表现为，就业身份为雇主和自营劳动者的流动人口卫生服务利用率高于作为雇员和家庭帮工的流动人口，流动人口从事现工作时间越长，卫生服务利用率越高，这两个因素显然都体现了经济因素的调节作用。总的来说，现有研究普遍认为，经济情况与流动人口卫生服务利用水平成正相关关系。

社会支持因素的影响。社会支持是指来自个人之外的各种支持的总称，在流动人口卫生服务利用领域主要表现为医疗保险状况和家庭支持情况。大连市的调查研究发现，流动人口中，医疗保险覆盖者两周患病就诊率较高（49.1%），未覆盖者则相对低（37.5%）；北京市的研究也显示，多因素分析结果表明有医疗保障的流动人口患病后就诊的可能性是没有医保者的 1.56 倍（徐嘉等，2014；周海清等，2011；郭静等，2015）。现有研究一致证实了流动人口医疗保险情况对卫生服务利用水平的正向促进作用。郝爱华等学者还对这一情况做了解释和讨论，认为医疗保险作为一种分担卫生费用的有效形式，是社会的安全网，流动人口在医疗保险缺失和异地报销困难的限制下，不能享受安全网的保护，降低了他们对基本公共卫生服务和基本医疗的主观需要，最终影响了他们对卫生服务的实际利用。现有研究还发现家庭成员构成的亲缘关系提供的社会支持可能对卫生服务利用具有促进作用，如宋笑蕾（2017）等人的研究结果表明，有家人随迁的流动人口住院率更高，应住院未住院比例更低，在控制了年龄、性别等因素影响后，多因素分析表明是否有家人随迁对住院服务利用的影响仍有统计学意义，明确了家庭亲缘关系支持对流动人口卫生服务利用的积极作用。通过文献整理发现，社会支持因素（尤其是医疗保险因素）与流动人口卫生服务利用水平的关系受到学界广泛的研究和讨论，表明社会支持因素已成为流动人口卫生服务利用的关键影响因素和改善流动人口卫生服务利用的切入点。

健康状况因素的影响。既有研究中流动人口的健康状况因素主要包括主观生理健康、客观生理健康和健康素养情况。健康状况因素对流动人口卫生服务利用的影响作用通过不同的具体指标已经在现有研究中得到了肯定：自评健康状况越差的青年流动人口患病后就诊的比例越低（纪颖等，2013），体现了流动人口主观健康状况对医疗卫生服务的影响，有研究还考虑到这一影响方向往往会由于流动人口内部的人群差异而不同；袁雁飞（2012）发现，青年流动人口中调查前两周患病者利用卫生服务的概率是未患病者的 4.24 倍（$p < 0.001$），流动人口的客观生理健康与医疗卫生服务的利用存在相关关系，有学者认为这是客观生理健康是对医疗卫生服务需要的反映，对医疗卫生需求具有直接作用；健康知识和健康行为得分较高的流动人口基本公共卫生服务可及性高于得分较低的流动人口，差异具有统计学意义（徐嘉等，2014）。其原因可以考虑为健康知识和健康行为正是个体健康素养的反映，不少学者认为，健康素养高的人，往往对卫生服务获取具有更高的主动性。

（二）流动人口卫生服务利用的影响因素研究评述

文献回顾发现，对流动人口卫生服务利用影响因素的研究少量是定性分析，即直接对社会现状进行思考和总结论述，大部分则是利用统计学方法对数据进行定量分析，从统计学角度明确流动人口卫生服务利用的影响因素、影响方向和强度。总体来看，现有的流动人口卫生服务利用影响因素这一研究领域具有科学性高、实用性强的特点，基于人群、地域等差异得出各因素作用方向不一致结论的现象，也是这一研究领域百花齐放、百家争鸣现状的呈现，相反，千篇一律的研究对象和研究结果在学界往往并不是一件益事。

但是，笔者发现，当前学界对流动人口卫生服务利用影响因素的研究仍然存在两个较大的不足。首先，现有研究对流动特征因素的关注度较低。以流动人口为研究对象做研究分析，忽视对流动特征因素的探讨是不恰当的。流动特征因素包括了流动稳定性、流动时间、流动范围、流动原因等，是仅对流动人口有考虑意义的因素，能反映出流动人口独特的内部差异特征。其他影响因素结果分析往往是将流动群体的情况与其他群体相比较进而发现不足，提供各主要人口群体卫生服务均等化的改善意见。根据影响因素提出相应的改进策略是影响因素研究分析的重要意义之一，流动特征因素结果分析能发现流动群体内部由流动事件形成的差异性。纳入这一因素的考虑，既有利于对流动人口卫生服务利用影响因素认识的进一步丰富和加深，更对加强流动人口卫生服务利用提高策略的针对性和适用性具有重要积极作用。由此，笔者认为对流动特征因素进行考虑对研究具有现实意义，而文献回顾发现现有研究鲜少纳入对这一影响因素的考虑，可将其视为一大不足之处。其次，现有研究对影响因素的选取普遍缺乏理论基础的指导。大部分国内学者对流动人口卫生服务利用影响因素的研究对影响因素的初始选取都比较主观，缺乏理论基础的指导或理论框架的构建，导致选取的影响因素之间缺乏逻辑性，也容易导致影响因素考虑不全面甚至出现虚假相关等问题。实际上，国外对卫生服务利用的理论研究已经比较深入，构建了不少卫生服务利用领域成熟的理论和模型，如安德森卫生服务利用模型、Grossman 健康需求模型等，而国内卫生服务利用的理论研究相对偏少，模型构建基本起于起步阶段，但也有亮点和创新之处，如李亚运（2015）的研究中将健康社会决定因素模型应用于医疗卫生服务利用领域。将理论模型与自己的研究实际相结合，在理论基础的指导下进行因素选择和实证分析，对加强研究各阶段的内部逻辑性和科学性具有重要意义。流动人口卫生服务利用影响因素研究缺乏理论指导的现状亟待改善。

第四章 流动人口基本状况

第一节 引言

一 研究背景及意义

流动人口，是指居住地与户口登记地所在的乡、镇（街道）不一致且离开户口登记地的人口。自 20 世纪 90 年代初，我国流动人口的数量不断增长，从 1993 年的 7000 万增长到 2015 年的 2.47 亿，超过了全国人口总数的 18%，相当于每 6 个人中就有 1 个是流动人口。而与此同时，根据 2016 年国家卫生计生委最新发布的《中国流动人口发展报告 2016》（下面简称《报告》），流动人口表现出以下特点：未来一段时期我国人口流动、迁移仍将持续活跃；新生代流动人口占比不断提高，平均年龄明显上升；东部地区流动人口比重有所下降，西部地区人口流动渐趋活跃；流动人口流向中心城市的比例下降，流向非中心城市地区的比例上升；家庭化流动趋势加强，流入人口的家庭规模有所扩大；居留稳定性持续增强，且在流入地生育的比例快速提高；流动老人规模不断增长，以低龄为主，照顾晚辈、养老与就业是老人流动的三大原因。流动人口规模的快速增长和显示出的种种变化趋势意味着，流动人口对卫生服务的需求正在快速增加。

据此，本部分将以 2013 年、2015 年"全国流动人口动态监测调查"及"2013 流动人口卫生计生专项调查 B 卷"数据为基础，分析我国流动人口的基本情况、健康状况和医疗保险情况、健康知识水平和健康行为特点，探讨流动人口在健康知识水平和健康行为方面存在的问题及影响因素，为了解流动人口基本情况提供基础信息，并为进一步改善流动人口的卫生服务利用提供参考依据。

二　资料与方法

"2013 年全国流动人口动态监测调查"中，被调查者为在本地居住一个月以上，非本区（县、市）户口的、年龄大于 15 周岁的男性和女性流动人口，最终样本共 198795 人。本部分研究主要利用该问卷中以下信息：基本人口学信息、流动特征、医疗保险和患病情况。

"2015 年全国流动人口动态监测调查"中，被调查者为在本地居住一个月以上，非本区（县、市）户口的、年龄大于 15 周岁的流动人口，调查最终有效样本为 193125 人。本部分研究主要利用该问卷中以下信息：基本人口学信息、流动特征、卫生服务信息获取情况、医疗保险情况。

"2013 流动人口卫生计生专项调查 B 卷"中，调查对象是在现居住地居住半年以上，在工厂、企业、农贸市场、餐饮、服务场所等集聚就业的劳动年龄流动人口，最终有效样本量为 7200 人。本部分研究主要利用该问卷中以下信息：基本人口学信息、流动特征、工作情况、健康状况、健康知识情况、健康防护情况、健康行为情况及健康需求情况。

研究方法：采用 SAS 软件进行数据处理及统计分析。采用描述性统计分析方法对流动人口基本情况、流动特征、健康知识水平、健康防护情况、健康行为及需求情况进行分析。其中，流动人口健康知识水平、健康行为影响因素研究采用多元 Logistic 回归进行分析。

第二节　流动人口基本特征

已有研究表明，我国流动人口规模增长势头有所放缓，且在未来增长趋势将出现更大的波动性，新生代流动人口是流动人口的主要组成部分，高龄流动人口虽然较少但比例持续提高，同时人口流动的家庭化特征已十分明显（段成荣，2017）。此外，从性别上看，男性流动人口比例高于女性，与女性相比，男性更容易发生流动行为，而关于流动人口发生流动行为原因的研究也表明，经济型流动仍然是流动人口的主体，其中又以务工经商为主（段成荣，2013）。

根据以上流动人口调查数据，本研究发现，目前流动人口数增速较小，存在一定的波动性，如 2013 年、2015 年按同样方法获取的调查人数基本维持在 20 万左右；分性别看，男性流动人口偏多；流动人口在年龄构成上仍以青壮年为主，但中老年比例逐年增加；一多半的流动人口处于在婚状态；流动人口教育水平普遍偏低；大部分流动人口属于农业户口，跨省流动占很大比例，同时人均流动时间在 4.6 年左右。从流动原因来看，务工经商仍是大多数流动人口流动的主要原因，随迁作为第二大流动原因其比例也在逐年提高，人口流动的家庭化特征较为明显。

本研究结果与已有研究成果基本吻合，都反映了流动人口增长速度的放缓以及增长态势的波动，反映了青壮年流动人口已占据相当大的比例，反映了流动人口的性别差异，反映了流动人口的家庭化特征以及流动人口的主要流动原因等。

一　基本人口学特征

从性别构成上来看，2013 年、2015 年流动人口男性比例均高于女性。男性比例均在 53% 左右。从年龄构成来看，流动人口以 20 ~ 40 岁青壮年为主。2013 年、2015 年的调查对象中，20 ~ 39 岁年龄段的流动人口占据了流动人口大半的比例，分别为 64.80%、63.86%，但 2015 年的调查对象中包含了一定量的流动老年人口。从教育程度来看，流动人口教育程度普遍偏低，2013 年、2015 年流动人口受教育程度水平中占比最高的为"初中"，分别为 54.19%、50.46%，而"大学及以上"高等教育占比最低，分别为 9.53%、12.56%，相比全人群的 13.33% 比例来看，[①] 流动人口高等学历人数也是少之又少。

---

① 国家统计局，http://www.stats.gov.cn/tjsj/ndsj/2016/indexch.htm。

从户口类型来看，流动人口大部分为农业户口。2013 年、2015 年流动人口为农业户口的比例分别为 85.34%、83.57%，远高于非农户口的比例 14.66%、16.43%；从婚姻状况来看，在婚的流动人口占据较大比例，2013 年、2015 年占比分别为 76.43%、78.91%（见表4.1）。

表 4.1　流动人口基本人口学特征

变量	取值	2013 年		2015 年	
		样本量	%	样本量	%
性别	男	106728	53.69	102509	53.08
	女	92067	46.31	90616	46.92
年龄①（岁）	< 20	16563	8.33	8168	4.23
	20～29	64624	32.51	64027	33.15
	30～39	64191	32.29	59313	30.71
	40～49	45103	22.69	44942	23.27
	50～59	8314	4.18	12294	6.37
	≥60	—	—	4381	2.27
教育程度②	小学及以下	29556	14.87	29443	15.25
	初中	107729	54.19	97454	50.46
	高中/大专	42558	21.41	41981	21.74
	大学及以上	18952	9.53	24247	12.56
户口	非农业	29145	14.66	31725	16.43
	农业	169650	85.34	161400	83.57
婚姻	不在婚	46863	23.57	40727	21.09
	在婚	151932	76.43	152398	78.91

数据来源：2013 年、2015 年"全国流动人口动态监测调查"。

注：①年龄段分为 6 个水平，分别为 20 岁以下、20～29 岁、30～39 岁、40～49 岁、50～59 岁、60 岁及以上。其中 2013 年流动人口年龄均在 60 岁以下，2015 年有部分 60 岁及以上流动老年人口。

②教育程度分为 4 个处理水平，分别为小学及以下、初中、高中/大专、大学及以上。其中小学及以下包括小学教育程度和未上过学，高中/大专包括普通职中、高中和大专，大学及以上包括大学本科、硕士研究生、博士研究生及以上。

　　总体而言，流动人口受教育程度偏低，而较低的受教育程度可能意味着获得较少的健康教育机会，影响着流动人口健康素养的提升。大量的农村流动人口流入城市，可能在获取流入地卫生服务时受到户籍制度的限制，从而影响到他们的健康状况。大量青壮年、在婚流动人口正处于婚育期，对于流入地的计划生育服务也提出了更高的要求。

二　流动特征

从流动人口的流动范围来看，跨省流动的流动人口占很大比例。由数据可知，2013 年、2015 年流动人口跨省流动的比例分别为52.08%、49.89%，大量跨省流动的流动人口会给流入地卫生服务管理带来一定的困难，同时不同区域之间卫生政策的不统一，也对流动人口的异地卫生服务利用提出了挑战。从流动时间上来看，流动人口的流动年限比较稳定，2013 年、2015 年流动人口人均流动时间分别为 4.63 年、4.71 年，流动时间的中位数为 3 年。从流动原因来看，务工经商始终是流动人口发生流动行为的最主要原因，2013 年、2015年，因为务工经商而流动的流动人口占比分别为 88.54%、84.38%。流动人口发生流动行为的第二原因是随迁，2013 年、2015 年，因为随迁而流动的人口占比分别为 7.66%、11.76%，呈现上升趋势（见表 4.2）。说明越来越多的人口随亲属流动而流动，家庭化流动的趋势正在增强，这与《中国流动人口发展报告 2016》中家庭化流动趋势加强的结论相吻合。

表 4.2　流动人口流动特征

变量	取值	2013 年		2015 年	
		样本量	%	样本量	%
流动范围	跨省流动	103531	52.08	96353	49.89
	省内流动	95264	47.92	96772	50.11
流动时间（年）	≤1	57966	29.16	57979	30.02
	2~5	82479	41.49	76374	39.55

续表

变量	取值	2013 年		2015 年	
		样本量	%	样本量	%
流动时间（年）	6~10	35913	18.07	36104	18.69
	≥11	22437	11.29	22668	11.74
流动原因①	务工经商	176017	88.54	162957	84.38
	随迁	15231	7.66	22708	11.76
	其他	7547	3.80	7460	3.86

数据来源：2013 年、2015 年"全国流动人口动态监测调查"。

注：流动原因分为 3 个处理水平，分别为"务工经商"、"随迁"与"其他"。其中"其他"包括婚姻嫁娶、拆迁搬家、投亲靠友、学习培训、参军、出生及其他原因。

三　参加医疗保险情况

基本医疗保险包括新型农村合作医疗保险、城镇居民医疗保险等，是医疗保障制度中最基本、最重要的内容，是个人享有基本医疗服务的前提与保障，能够减轻居民就医的负担，对居民的健康状况有重要的保障作用，同时也是流动人口在城市中享有基本医疗服务的前提与保障。

2013 年资料显示，流动人口新农合的参合率较高，调查对象在户籍地参加新农合的比例为 67.23%（133650/198795），但距离全面覆盖仍有差距；流动人口在本地参加医疗保险的比例仅占到 20.81%（41369/198795）。其中，参加商业保险的比例为 4.13%，参加城镇职工医保的比例为 14.46%，参加城镇居民保险的比例只占 4.50%（见表 4.3）。由于目前新农合还存在诸多限制，如异地就医、结算、报销等较为困难，因而非本地参保的流动人口很难享受到当地的医疗保障，导致流动人口在需要就医和费用报销时存在诸多不便。

2015 年流动人口动态监测数据显示，67.65% 的流动人口的医疗保险是新型农村合作医疗保险，但其中 96.65% 的人在户籍地而非本地参保（见表 4.4）；另有 17.91% 的流动人口拥有城镇职工医疗保险，且其中 88.94% 在本地参保。虽然一部分流动人口已经在医保方面与本地人口并轨，但绝大多数流动人口仍享有户籍地的医疗保险，而在本地没有很好的医疗保障。此外，还有少部分（不到10%）的流动人口参加了城乡居民合作医疗保险、城镇居民医疗保险或公费医疗。城乡居民合作医疗保险是城镇居民医疗保险和新型农村合作医疗保险并轨后的产物。截至调查日期，部分省份和地区已经率先实现了两者的并轨。而参加城乡居民合作医疗保险的流动人口中，80.89%是在户籍地参加保险，一定程度上说明这项医疗保险与单纯的新型农村合作医疗保险类似，属于流动人口在户籍地享有的医疗保险。

表 4.3　2013 年流动人口参加医疗保险情况

单位：%

项目	新农合	商业保险	城镇职工医保	城镇居民保险
户籍地	67.23	1.58	1.57	2.85
本地	—	4.13	14.46	4.50
合计	67.23	5.71	16.03	7.35

数据来源：2013 年"全国流动人口动态监测调查"。

表 4.4　2015 年流动人口参加医疗保险情况

医疗保险	已参保		本地参保		户籍地参保		其他地方	
	样本量	%	样本量	%	样本量	%	样本量	%
新型农村合作医疗保险	127683	67.65	4174	3.27	123406	96.65	103	0.08
城乡居民合作医疗保险	7835	4.15	1453	18.54	6338	80.89	44	0.56
城镇居民医疗保险	10804	5.72	5233	48.44	5458	50.52	113	1.05
城镇职工医疗保险	33800	17.91	30063	88.94	2642	7.82	1095	3.24
公费医疗	247	0.13	159	64.37	67	27.13	21	8.50

数据来源：2015 年"全国流动人口动态监测调查"。

第三节　流动人口健康状况

根据第六次全国人口普查资料，随着我国社会经济不断发展，人民生活水平不断提高，我国医疗卫生保障体系也在逐步完善，居民健康水平有较大幅度的提高（国家卫计委，2015）。但由于医疗卫生保障体系还存在一定缺陷，如还未统筹地区间就医结算及费用报销，导致流动人口就医存在一定困难。同时由于流动人口自身流动性强、工作压力大、易受传染病威胁等特点，他们的生理、心理健康问题也愈发突出，流动人口的健康问题亟须关注和探讨。

本节将以 2013 年流动人口全国动态监测调查数据中的流动人口患病情况、2013 年流动人口卫生计生专项调查数据 B 卷中有关流动人口心理健康状况的数据以及 2015 年流动人口全国动态监测调查数据中的医疗保险情况为基础，了解流动人口的生理、心理健康状况，以期对流动人口的基本健康状况做全面了解。

一 流动人口生理健康状况

两周患病率是反映卫生服务需要的指标之一。是居民中两周内患病人数或人次数占调查总人数之比（百分率或千分率），两周患病率能反映居民近期的身体健康状况。2013 年流动人口两周患病人数为 5606 人，两周患病率为 2.82%（5606/198795），低于 2013 年全国居民两周患病率 24.10%（国家卫计委，2014）。

通过分析比较不同特征流动人口的两周患病率情况发现，除户口、流动范围和有无新型农村合作医疗外，其他特征均对两周患病率有影响（p < 0.05）。分性别来看，男性两周患病率低于女性两周患病率；分年龄段来看，随着年龄增大，流动人口两周患病率呈现增高的趋势；分教育程度来看，高学历的流动人口两周患病率低于低学历流动人口；分婚姻状况来看，在婚的流动人口两周患病率高于不在婚的流动人口；从工作时间来看，工作时间越长，流动人口两周患病率越高；分流动时间来看，流动时间越长的流动人口两周患病率越高；分流动原因来看，务工经商流动人口的两周患病率高于随迁流动人口的两周患病率（见表 4.5）。

表 4.5 不同特征流动人口两周患病率情况比较

变量	取值	两周内患病		χ^2 值	p 值
		样本量	%		
性别	女	2974	3.23	105.33	0.00
	男	2632	2.47		
年龄（岁）	<30	1842	2.27	301.20	<0.01
	30~39	1742	2.71		
	40~49	1633	3.62		
	≥50	388	4.67		
教育程度	小学及以下	1225	4.14	225.84	0.00
	初中	2846	2.64		
	高中/大专	1049	2.46		
	大学及以上	486	2.56		
户口	非农	831	2.85	0.12	0.72
	农业	4775	2.81		
婚姻	不在婚	1074	2.29	62.43	0.00
	在婚	4532	2.98		
工作时间（小时）	≤8	2774	2.77	80.72	<0.01
	8~10（不含8）	1592	2.52		
	>10	1240	3.50		
流动范围	跨省流动	2930	2.83	0.08	0.77
	省内流动	2676	2.81		
流动时间（年）	≤1	1487	2.57	84.07	0.00
	2~5	2174	2.64		
	6~10	1158	3.22		
	≥11	787	3.51		
流动原因	务工经商	4971	2.82	6.44	0.04
	随迁	395	2.59		
	其他	240	3.18		
新农合	无	1891	2.90	2.42	0.11
	有	3715	2.78		

续表

变量	取值	两周内患病			
		样本量	%	χ^2值	p 值
本地医疗保险	无	4322	2.75	15.35	<0.01
	有	1284	3.10		

数据来源：2013 年"全国流动人口动态监测调查"，总调查人数 198795 人。

将"两周内患病情况"作为因变量（患病 = 1，未患病 = 0），以性别、年龄、教育程度、婚姻状况、户口性质、工作时间、流动范围、流动时间、新农合情况及本地医疗保险情况为自变量拟合 Logistic 回归模型，分析影响流动人口两周患病的因素。变量赋值情况见表 4.6。

表 4.6 两周内患病情况影响因素分析变量赋值

变量	赋值
两周内是否患病	0 = 未患病，1 = 患病
性别	0 = 女，1 = 男
年龄（岁）	1 = 30 以下，2 = 30 ~ 39，3 = 40 ~ 49，4 = 50 及以上
教育程度	1 = 小学及以下，2 = 初中，3 = 高中/大专，4 = 大学及以上
户口性质	0 = 非农，1 = 农业
婚姻状况	0 = 不在婚，1 = 在婚
工作时间（小时）	1 = 8 小时及以内，2 = 8 ~ 10 小时（不含 8），3 = 10 小时以上
流动范围	1 = 跨省流动，2 = 省内流动
流动时间（年）	1 = ≤1，2 = 2 ~ 5，3 = 6 ~ 10，4 = ≥11
流动原因	1 = 务工经商，2 = 随迁，3 = 其他
新农合	0 = 无，1 = 有
本地医疗保险	0 = 无，1 = 有

多因素分析结果表明（见表 4.7），性别、年龄、教育程度、每天工作时间、流动时间和在本地有无医疗保险等对流动人口两周患病率有影响（p < 0.05）。男性、低年龄段、文化程度较高的流动人口两周患病率相对较低；每天工作时间超过 10 小时、流动时间 6 年以上

的流动人口两周患病率相对较高；在本地有医疗保险的流动人口，其两周患病率偏高。婚姻状况、户口、流动范围及是否参加新农合对流动人口两周患病率无影响（p > 0.05）。

表 4.7 流动人口两周患病率影响因素分析

变量	变量赋值	p 值	OR 值	95% CI	
性别	女性				
	男性	< 0.01	0.74	0.70	0.78
年龄（岁）	< 30				
	30 ~ 39	< 0.01	1.13	1.04	1.21
	40 ~ 49	< 0.01	1.46	1.35	1.59
	≥ 50	< 0.01	2.00	1.77	2.25
教育程度	小学及以下				
	初中	< 0.01	0.72	0.67	0.77
	高中/大专	< 0.01	0.70	0.64	0.76
	大学及以上	0.08	0.72	0.63	0.82
婚姻	不在婚				
	在婚	0.52	1.02	0.94	1.10
户口	非农				
	农业	0.82	0.99	0.90	1.08
工作时间（小时）	≤ 8				
	8 ~ 10（不含 8）	< 0.01	0.93	0.87	0.99
	> 10	< 0.01	1.27	1.19	1.36
流动范围	跨省流动				
	省内流动	0.64	1.01	0.95	1.06
流动时间（年）	≤ 1				
	2 ~ 5	< 0.01	0.97	0.91	1.04
	6 ~ 10	0.04	1.09	1.01	1.18
	≥ 11	0.06	1.10	1.00	1.20
新农合	无				
	有	0.68	0.98	0.92	1.05

续表

变量	变量赋值	p 值	OR 值	95% CI	
本地医疗保险	无				
	有	<0.01	1.24	1.15	1.32

数据来源：2013 年"全国流动人口动态监测调查"，总调查人数 198795 人。

二 流动人口心理健康状况

目前关于流动人口健康问题的研究主要集中在传染性疾病、妇女生殖健康和儿童计划免疫、职业病和伤害等方面，而对于流动人口的心理健康问题研究则不够深入（邱培媛，2010）。同时相对于全人群或其他特定人群而言，流动人口的心理健康问题一直未引起应有的重视。有研究显示，流动人口心理健康程度显著低于全国平均水平（蒋善，2007）。流动人口的心理问题如果得不到及时解决，很可能会造成巨大的疾病负担，因此流动人口心理健康问题应引起重视。本研究以 2013 年流动人口卫生计生专项调查数据 B 卷为基础，了解流动人口心理健康状况，探索影响流动人口心理健康的影响因素。

（一）流动人口存在一定的心理健康问题，缺乏专业指导

流动人口卫生计生专项调查问卷对流动人口的心理健康进行了测量，以"压抑/情绪低落"为测量标准，主要使用了问题"您经常觉得压抑/情绪低落吗"，答案为"经常，有时，很少，不好说，从不"；对于流动人口应对心理问题的方式，采用问题"您觉得情绪特别低落/心里难受时通常会做什么"，答案为"找家人朋友倾诉，上网/看电视/看书，找专业人士咨询，什么也不做自己调整，其他"。

研究发现，流动人口的心理健康状况不容乐观，流动人口大多数都存在一定的心理问题，自评"从不压抑/情绪低落"的占比只有 20%，80%的调查对象自评存在一定程度的心理问题，其中，"有时觉得压抑/情绪低落"比例最高，为 31.50%，其次是"很少觉得压

抑/情绪低落"，为30.63%，还有将近15%的流动人口不清楚自己的心理健康情况。具体情况见表4.8。同时，对于心理问题的处理，大多数流动人口没有接受过专业的心理咨询，寻找专业人士咨询的比例非常低，仅有0.57%。而最常用的方式还是"找家人朋友倾诉"，其次是"上网/看电视/看书"，另外仍有20.12%的流动人口什么也不做。这些结果提示我们在关注流动人口生理健康的同时，重视流动人口的心理健康问题也非常迫切。

表 4.8   流动人口心理健康状况及处理方式

变量	选项	样本量	%
心理健康状况	经常觉得压抑/情绪低落	234	3.25
	有时觉得压抑/情绪低落	2268	31.50
	很少觉得压抑/情绪低落	2205	30.63
	不好说	1053	14.63
	从不觉得压抑/情绪低落	1440	20.00
心理健康问题处理方式	找家人朋友倾诉	1750	37.18
	上网/看电视/看书	1199	25.47
	找专业人士咨询	27	0.57
	什么也不做自己调整	947	20.12
	其他	784	16.66

数据来源："2013年流动人口卫生计生专项调查B卷"。

（二）流动人口心理健康影响因素

根据对问题"您经常觉得压抑/情绪低落吗"的回答，将选项为"经常""有时""很少""不好说"判断为"存在心理问题"，赋值为1；选项为"从不觉得压抑/情绪低落"判断为"不存在心理健康问题"，赋值为0。接下来比较不同特征流动人口心理健康之间的差异并分析影响流动人口心理健康的因素有哪些。

1. 不同特征流动人口心理健康状况比较

除了年龄、户口、流动时间外，不同特征流动人口的心理健康状况存在差异，有统计学意义（p < 0.05）。数据显示（见表

4.9），男性存在心理问题的比例低于女性；从教育程度来看，随着教育程度的提高，出现心理健康问题的比例也随之提高，"小学及以下"流动人口出现心理健康问题的比例最低，"大学及以上"流动人口出现心理健康问题的比例最高；分婚姻状态看，在婚的流动人口出现心理健康问题的比例低于不在婚的流动人口；从流动范围来看，"省内流动"的流动人口出现心理健康问题的比例高于跨省流动的流动人口；从工作时间来看，工作时间为"8~10小时（不含8）"的流动人口出现心理健康问题的比例最高，而工作时间为"10小时以上"的流动人口出现心理健康问题的比例最低。

表 4.9 不同特征流动人口心理健康状况比较

变量	取值	存在心理健康问题		χ^2值	p 值
		样本量	%		
性别	女	2379	82.40	17.41	< 0.01
	男	3381	78.39		
年龄（岁）	< 30	2265	79.64	2.97	0.39
	30 ~ 39	2212	80.55		
	40 ~ 49	1075	80.34		
	≥50	208	76.47		
教育程度	小学及以下	644	76.85	33.85	< 0.01
	初中	2663	78.00		
	高中/大专	1478	82.57		
	大学及以上	975	84.20		
户口	非农	1170	80.25	0.07	0.79
	农业	4590	79.94		
婚姻	不在婚	1041	82.42	5.62	0.02
	在婚	4719	79.48		
流动范围	跨省流动	3737	79.12	6.59	0.01
	省内流动	2023	81.67		

续表

| 变量 | 取值 | 存在心理健康问题 | | χ^2值 | p 值 |
		样本量	%		
流动时间（年）	≤1	1414	80.94	4.80	0.19
	2～5	1971	79.32		
	6～10	1369	81.15		
	≥11	1006	78.53		
工作时间（小时）	≤8	2606	80.58	9.01	0.01
	8～10（不含8）	1928	80.94		
	>10	1226	77.35		

数据来源："2013 年流动人口卫生计生专项调查 B 卷"。

2. 流动人口心理健康多因素分析

将"是否存在心理健康问题"作为因变量（有 =1，无 =0），以性别、年龄、教育程度、婚姻状况、户口性质、每天工作时间、流动范围、流动时间为自变量拟合 Logistic 回归模型，对影响流动人口心理健康的因素进行分析。变量赋值情况具体见表 4.10。

表 4.10 心理健康影响因素分析变量赋值

变量	赋值
是否存在心理健康问题	0 = 无，1 = 有
性别	0 = 女，1 = 男
年龄（岁）	1 = 30 以下，2 = 30～39，3 = 40～49，4 = 50 及以上
教育程度	1 = 小学及以下，2 = 初中，3 = 高中/大专，4 = 大学及以上
户口性质	0 = 非农，1 = 农业
婚姻状况	0 = 不在婚，1 = 在婚
流动范围	1 = 跨省流动，2 = 省内流动
流动时间（年）	1 = ≤1，2 = 2～5，3 = 6～10，4 = ≥11
工作时间	1 = 8 小时及以内，2 = 8～10 小时（不含8），3 = 10 小时以上

数据来源："2013 年流动人口卫生计生专项调查 B 卷"。

结果显示：与男性相比，女性容易出现心理健康问题；就年龄而言，相对于 30 岁以下的流动人口来说，40～49 岁的流动人口容易出现心理健康问题；教育程度方面，相对于教育程度为"小学及以下"的流动人口来说，"初中"组的流动人口容易出现心理健康问题，"高中"组和"大学以及上"组的流动人口容易出现心理健康问题；在婚的流动人口容易出现心理健康问题；相对于非农户口的流动人口来说，农业户口的流动人口容易出现心理健康问题；相对于"8小时及以内"工作时间的流动人口，"8~10（不含8）小时"组的流动人口容易出现心理健康问题；流动范围与流动时间对流动人口心理健康没有影响（p > 0.05）（见表4.11）。

　　流动人口的性别、年龄、教育程度、婚姻、户口及每天工作时间与心理健康有关。需要重视的是女性流动人口的心理健康问题，已有研究也表明女性流动人口比男性存在更多的心理健康问题（刘越，2010），原因可能在于女性的感情更细腻，对事物的察觉和感知也更为敏感，同时情绪变化时产生的应对能力不如男性；或者在就业时社会普遍存在的性别歧视和工种对性别的自然选择，造成了女性在择业时要比男性承受更大的压力（郝莹，2016）。因此针对女性流动人口可能发生的健康心理问题，有关部门应及时做好全面的心理健康知识宣传工作。

表 4.11　流动人口心理健康影响因素分析

变量	变量赋值	p 值	OR 值	95% CI	
性别	女性				
	男性	<0.01	0.76	0.67	0.85
年龄（岁）	<30				
	30~39	0.42	1.21	1.04	1.41
	40~49	0.03	1.34	1.11	1.61
	≥50	0.75	1.12	0.82	1.53
教育程度	小学及以下				
	初中	<0.01	1.15	0.95	1.39
	高中/大专	0.01	1.58	1.27	1.96
	大学及以上	<0.01	1.87	1.45	2.42
婚姻	不在婚				
	在婚	0.02	1.20	1.03	1.48

续表

变量	变量赋值	p 值	OR 值	95% CI	
户口	非农				
	农业	0.02	1.20	1.02	1.41
流动范围	跨省流动				
	省内流动	0.05	1.14	0.99	1.28
流动时间（年）	≤1				
	2~5	0.24	0.90	0.77	1.06
	6~10	0.13	1.04	0.87	1.24
	≥11	0.27	0.895	0.73	1.08
工作时间（小时）	≤8				
	8~10（不含8）	0.04	1.09	0.95	1.26
	>10	0.06	0.91	0.78	1.06

资料来源："2013 年流动人口卫生计生专项调查 B 卷"。

第四节 流动人口健康知识与行为

健康知识水平与健康行为是国民健康素养的重要组成部分，是反映当前国民健康状况的重要特征。而流动人口作为规模不断壮大、处于迁移状态的特定人群，他们的健康状况对居民整体健康素养水平会产生较大的影响。研究他们的健康知识水平与健康行为状况，对于提升居民整体的健康素养水平有重要意义。目前对于健康知识与行为的研究多集中于个别地区的居民或整体人群，对于流动人口健康知识与健康行为的相关研究还很薄弱。为了解流动人口的健康知识与行为状况，本节基于2013 年流动人口卫生计生专项调查 B 卷，分析流动人口的健康知识知晓率、健康知识得分情况，流动人口的健康行为情况以及知识获取途径，并对流动人口的健康知识得分和健康行为进行影响因素分析。

一 流动人口的健康知识现状及影响因素

（一）流动人口的健康知识知晓情况

对流动人口的健康知识情况我们用 5 道单选题和 2 道多选题测

量，对于单选题，判断正确即为知晓；对于多选题，全部判断正确即为知晓。总体而言，流动人口的健康知识知晓率水平较低。首先，流动人口对健康知识的总体知晓率为 4.5%，即只有 4.5% 的流动人口全部问题回答正确；其次，分别从单选题和多选题来看，单选题全部知晓率为 27.50%，高于多选题的全部知晓率 8.86%。单选题、多选题知晓率情况见表 4.12。

表 4.12 流动人口健康知识回答正确情况

回答正确情况	样本量	%
全部正确	324	4.50
单选全部正确	1980	27.50
多选全部正确	638	8.86

数据来源："2013 年流动人口卫生计生专项调查 B 卷"。

1. 健康知识单个问题回答正确情况

流动人口健康知识的 5 道单选题分别为：（1）喝生水会导致痢疾；（2）饭菜过咸易导致高血压；（3）结核病主要症状；（4）结核病有免费治疗政策；（5）同时能避孕与预防艾滋病的方式。

从单选题每个问题的知晓率来看，"喝生水会导致痢疾"、"结核病主要症状"以及"同时能避孕与预防艾滋病的方式"的知晓率较高，分别为 81.14%、79.31%、92.07%，而"结核病有免费治疗政策"的知晓率较低（49.24%）（见表 4.13、图 4.1），反映出流动人口对一些政策性的内容知晓率偏低的现状。这提示我们应该进一步加强结核病等政策性方面内容的宣传力度，提高其知晓率，促进卫生服务利用率的提高。

表 4.13 流动人口健康知识单选题回答正确情况

回答正确情况	样本量	%
喝生水会导致痢疾	5842	81.14
饭菜过咸易导致高血压	4583	63.65
结核病主要症状	5710	79.31

回答正确情况	样本量	%
结核病有免费治疗政策	3545	49.24
同时能避孕与预防艾滋病的方式	6629	92.07

数据来源："2013年流动人口卫生计生专项调查B卷"。

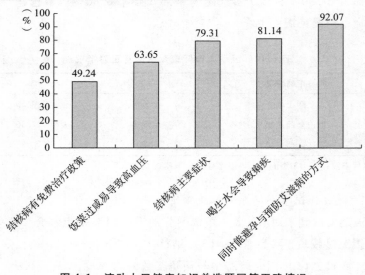

图4.1 流动人口健康知识单选题回答正确情况

2. 流动人口健康知识多选题回答正确情况

流动人口健康知识的2道多选题分别为：（1）吸烟可以导致中风、心脏病发作、肺癌、心血管疾病、加速衰老、生育能力下降；（2）会传播艾滋病的方式有：母亲传给胎儿/婴儿、输入污染的血/血制品、与多个性伴发生性行为、共用针头/注射器等（共9个答案）。

流动人口对于吸烟可以导致的疾病认知参差不齐（见表4.14、图4.2），知晓率较高的是肺癌，达到94.83%，而对其他的如中风、心脏病发作、心血管疾病、加速衰老和生育能力下降知晓率偏低，分别为26.24%、35.04%、43.83%、53.76%、54.44%，能全部答对的比例也只有16.41%。说明流动人口对于吸烟的危害并没有全面的认识，这可能增加流动人口患慢性病的概率。

对于传播艾滋病的途径，总体而言流动人口知晓率较高，全部答对的比例为40.14%。流动人口对于可以导致艾滋病传播的途径，回答正确率很高，都超过90%（见表4.14、图4.3）；而对于不会导致艾滋病传播的一些日常接触，其知晓率相对偏低，如"被蚊虫叮咬"不会传播艾滋病，正确率只有56.68%。以上结果，一方面说明国家近年来对于艾滋病相关知识的大力宣传和普及起到了一定的作用；另一方面，提示我们在进行宣传教育时不仅要强调可能导致疾病传播的途径，也应该涵盖一些可能会引起误解的其他知识，使流动人口建立全面、正确的疾病防治知识体系。

表4.14 流动人口多选题回答正确情况

多选题		样本量	%
吸烟可以导致	中风	1889	26.24
	心脏病发作	2523	35.04
	肺癌	6828	94.83
	心血管疾病	3156	43.83
	加速衰老	3871	53.76
	生育能力下降	3920	54.44
	全部答对	1182	16.41
艾滋病传播的途径有	母亲传给胎儿/婴儿	6632	92.11
	输入污染的血/血制品	6745	93.68
	与多个性伴发生性行为	6776	94.11
	共用针头/注射器	6762	93.92
	被蚊虫叮咬	4081	56.68
	与艾滋病病毒感染者一起工作	5919	82.21
	与感染者共同进餐	5917	82.18
	感染者在你面前打喷嚏	5253	72.96
	与感染者握手	6304	87.56
	全部答对	2890	40.14

数据来源："2013年流动人口卫生计生专项调查B卷"。

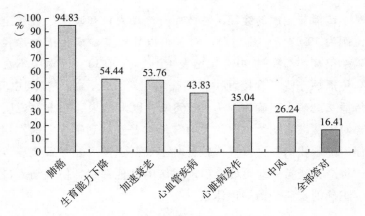

图 4.2 吸烟危害回答正确情况

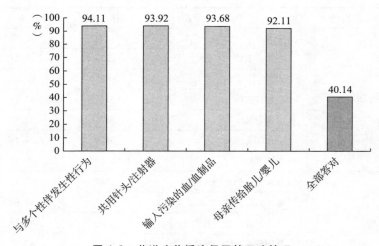

图 4.3 艾滋病传播途径回答正确情况

（二）流动人口健康知识得分情况

本次调查共有 5 道单选题，2 道多选题，每答对 1 道题，得 1 分，全部答对共得 7 分，全部答错为 0 分。其中多选题须全部答对才能判定为正确。由结果可知，流动人口健康知识得分情况偏低，最低分数为 0 分，最高分数为满分 7 分，平均为 4.21 分。其中得分占比最高的为 5 分（25.69%），占比最低的为 0 分（1.21%），满分者只占 4.5%，具体得分情况如表 4.15、图 4.4 所示。

表 4.15　流动人口健康知识得分情况

分数（分）	样本量	%
0	87	1.21
1	269	3.74
2	594	8.25
3	1130	15.69
4	1830	25.42
5	1850	25.69
6	1116	15.50
7	324	4.50

数据来源："2013 年流动人口卫生计生专项调查 B 卷"。

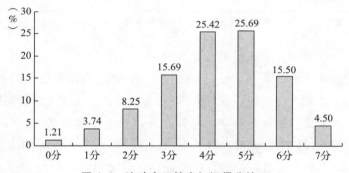

图 4.4　流动人口健康知识得分情况

（三）流动人口健康知识得分影响因素分析

健康知识得分中位数为 4 分，将健康知识得分分为 4 分以下（＜4分）和 4 分及以上（≥4 分），代表"低分"和"高分"两个水平，"低分"赋值为 0，"高分"赋值为 1，接下来比较不同特征流动人口（见表 4.16）健康知识得分高低的差别以及得分高低的影响因素。

表 4.16　流动人口健康知识得分变量赋值

变量	赋值
健康知识得分	0 = 低分，1 = 高分

变 量	赋 值
年龄（岁）	1 = 30 以下，2 = 30 ~ 39，3 = 40 ~ 49，4 = 50 及以上
性别	0 = 女，1 = 男
教育程度	1 = 小学及以下，2 = 初中，3 = 高中/大专，4 = 大学及以上
婚姻状况	0 = 不在婚，1 = 在婚
户口性质	0 = 非农，1 = 农业
健康教育	0 = 未接受健康教育，1 = 接受健康教育
流动范围	1 = 跨省流动，2 = 省内流动
流动时间（年）	1 = ≤1，2 = 2 ~ 5，3 = 6 ~ 10，4 = ≥11
工作时间	1 = 8 小时及以内，2 = 8 ~ 10 小时（不含 8），3 = 10 小时以上

数据来源："2013 年流动人口卫生计生专项调查 B 卷"。

1. 不同特征流动人口的健康知识得分高低比较

经过单因素分析可知，不同性别、年龄、教育程度、户口、婚姻、接受健康教育情况、流动时间、流动范围、工作时间的流动人口，其健康知识得分高低存在显著差异，有统计学意义（$p < 0.05$）。男性流动人口比女性流动人口健康知识得分高；30 ~ 39 岁的流动人口健康知识得分情况最好；教育程度越高，健康知识得分越高；非农业户口流动人口的健康知识得分比农业户口流动人口高；在婚状态的流动人口健康知识得分比不在婚的高；接受过健康教育的流动人口健康知识得分比未接受健康教育的高；流动时间在 2 年以上的流动人口健康知识得分高于流动时间 2 年以下的流动人口；每天平均工作时间越少，健康知识得分越高（见表 4.17）。

表 4.17 不同特征流动人口健康知识得分比较

变量	取值	健康知识得分高			
		样本量	%	χ^2 值	p 值
性别	女	2001	69.13	7.60	< 0.01
	男	3119	72.32		

变量	取值	健康知识得分高			
		样本量	%	χ^2值	p 值
年龄（岁）	< 30	1955	68.74	22.08	< 0.01
	30 ~ 39	2039	74.25		
	40 ~ 49	937	70.03		
	≥50	189	69.49		
教育程度	小学及以下	518	61.81	66.26	< 0.01
	初中	2396	70.18		
	高中/大专	1302	72.74		
	大学及以上	904	78.07		
户口	非农业	1113	76.34	24.31	< 0.01
	农业	4007	69.78		
婚姻	不在婚	834	66.03	19.22	< 0.01
	在婚	4286	72.19		
健康教育	未接受	2968	66.83	103.30	< 0.01
	接受	2152	78.00		
流动范围	跨省流动	3316	70.21	5.43	0.01
	省内流动	1804	72.83		
流动时间（年）	≤1	1168	66.86	20.96	< 0.01
	2 ~ 5	1800	72.43		
	6 ~ 10	1233	73.09		
	≥11	919	71.74		
工作时间（小时）	≤8	2385	73.77	20.91	< 0.001
	8 ~ 10（不含8）	1654	69.44		
	>10	1081	68.20		

数据来源："2013 年流动人口卫生计生专项调查 B 卷"。

2. 健康知识水平高低影响因素分析

以健康知识水平为因变量（0 = 低分，1 = 高分），以年龄、性别、教育程度、婚姻状况、户口性质、是否接受过健康知识教育、流动范围、流动时间和工作时间为自变量拟合 Logistic 回归模型，分析影响健康知识水平高低的影响因素。

由表4.18可知，OR值大于1且差异有统计学意义（p<0.05）的变量为性别、教育程度、是否受过健康教育；OR值小于1且有统计学意义（p<0.05）的变量为婚姻。说明相对于女性而言，男性更容易具备较高的健康知识水平；相对于教育程度为"小学及以下"的流动人口而言，"大学及以上"的流动人口更容易具备较高的健康知识水平；相对于未获得健康教育的流动人口而言，获得健康教育的流动人口更容易获得较高的健康知识水平；相对于在婚状态的人群，不在婚状态的人群容易具备较高的健康知识水平。年龄、户口、流动范围、流动时间和每天平均工作时间对流动人口的健康知识水平高低没有显著影响（p>0.05）。

表 4.18　流动人口健康知识得分多因素分析

变量	变量赋值	p 值	OR 值	95% CI	
性别	女性				
	男性	0.01	1.15	1.03	1.28
年龄（岁）	<30				
	30~39	0.12	1.18	1.03	1.35
	40~49	0.71	1.11	0.94	1.31
	≥50	0.89	1.07	0.80	1.43
教育程度	小学及以下				
	初中	0.99	1.44	1.22	1.70
	高中/大专	0.13	1.55	1.28	1.87
	大学及以上	<0.01	1.92	1.53	2.41
户口	非农				
	农业	0.06	0.86	0.74	1.00
婚姻	不在婚				
	在婚	<0.01	0.77	0.66	0.89
流动范围	跨省流动				
	省内流动	0.21	1.07	0.96	1.19

续表

变量	变量赋值	p 值	OR 值	95% CI	
流动时间（年）	≤1				
	2～5	0.19	1.19	1.04	1.37
	6～10	0.15	1.21	1.03	1.41
	≥11	0.97	1.13	0.95	1.35
健康教育	未接受				
	接受	<.01	1.68	1.50	1.88
工作时间（小时）	≤8				
	8～10（不含8）	0.52	0.89	0.78	1.00
	>10	0.11	0.85	0.74	0.97

数据来源："2013 年流动人口卫生计生专项调查 B 卷"。

二　流动人口的健康行为及其影响因素研究

健康行为是指个体或群体与健康或疾病相关的一系列行为，分为促进健康行为和损害健康行为，二者都反映了个人或群体的生活方式与健康意识。现代健康教育中的"知信行"理论认为，"知"是基础，"信"是动力，"行"是目标，健康知识是建立正确的健康信念、改善健康相关行为的基础。因此，可以通过提高流动人口的健康知识水平以促进流动人口的健康行为改善，强化流动人口促进健康的行为，消除流动人口损害健康的行为。已有研究也表明（项丹丹，2014），健康知识对健康行为的改变有显著影响。

目前我国政府正在大力推动控烟政策的宣传落实，北京控烟条例规定公共场所、工作场所室内环境、室外排队等场合禁止吸烟，并且规定了罚款标准，设立了举报热线。吸烟对身体有巨大危害，严重的可导致癌症，对心脑血管、呼吸道和消化道也有损害。吸烟行为属于损害健康的行为，不仅会对吸烟者本身造成危害，吸烟产生的"二手烟"还会导致他人"被动吸烟"，对他人造成健康损害，流动人口对于吸烟的相关行为反映了流动人口的健康意识。本研究以"是否吸烟"作为衡量流动人口健康行为的指标，研究流动人口的健康行为状况及其影响因素。

（一）流动人口健康意识及行为较差

数据显示流动人口健康行为意识较差。由表 4.19 可知，流动人口吸烟率为 34.14%，高于常住人群。如北京市社区居民吸烟率为 26.28%（苏英，2010），黄石市社区居民吸烟率为 21%（熊伟，2009），而流动人口从没有吸过烟的只有 62.39%，同时有吸烟史的流动人口比例为 37.61%。

表 4.19　流动人口吸烟情况

是否吸烟	样本量	%
吸烟	2458	34.14
戒烟 6 个月以上	250	3.47
从没吸过	4492	62.39

数据来源："2013 年流动人口卫生计生专项调查 B 卷"。

从接触二手烟的角度来看，流动人口的生活、工作环境状况较差，从未接触二手烟的流动人口只有 34.86%，仍有 65.14% 的流动人口生活在二手烟环境中，其中有 21.49% 的流动人口几乎每天都在接触二手烟（见表 4.20）。

表 4.20　流动人口接触二手烟情况

接触二手烟天数	样本量[①]	%
从未接触	1653	34.86
1~3 天/周	1590	33.53
4~6 天/周	480	10.12
几乎每天	1019	21.49

数据来源："2013 年流动人口卫生计生专项调查 B 卷"。
注：①缺失 2458 例。

（二）流动人口健康行为影响因素分析

以是否吸烟作为因变量（1 = 吸烟，0 = 不吸烟①），分析不同特点流动人口（见表 4.21）吸烟情况方面的差异以及吸烟的影响因素。

表 4.21 是否吸烟影响因素分析变量赋值

变量	赋值
是否吸烟	0 = 不吸烟，1 = 吸烟
年龄（岁）	1 = 30 以下，2 = 30 ~ 39，3 = 40 ~ 49，4 = 50 及以上
性别	0 = 女，1 = 男
教育程度	1 = 小学及以下，2 = 初中，3 = 高中/大专，4 = 大学及以上
婚姻状况	0 = 不在婚，1 = 在婚
户口性质	0 = 非农，1 = 农业
健康教育	0 = 未接受健康教育，1 = 接受健康教育
流动范围	1 = 跨省流动，2 = 省内流动
流动时间（年）	1 = ≤1，2 = 2 ~ 5，3 = 6 ~ 10，4 = ≥11
工作时间	1 = 8 小时及以内，2 = 8 ~ 10 小时（不含 8），3 = 10 小时以上

数据来源："2013 年流动人口卫生计生专项调查 B 卷"。

1. 不同特征流动人口吸烟情况比较

除了户口、婚姻、流动范围和流动时间外，不同性别、年龄、教育程度、接受健康教育情况和不同工作时间的流动人口，其吸烟行为间存在差异，有统计学意义（p < 0.05）。分性别看，男性吸烟率远高于女性；分年龄段来看，年龄越大吸烟率越高（50 岁以上者除外），30 岁以下流动人口吸烟率最低，40 ~ 49 岁流动人口吸烟率最高；分教育程度来看，初中教育程度的流动人口吸烟率最高，其次是高中教育程度和小学及以下教育程度的流动人口，大学及以上流动人口的吸烟率最低；从接受健康教育的情况来看，未接受健康教育的流动人口吸烟率高于接受过健康教育的流动人口；分工作时间看，工作时间长于 8 小时的流动人口吸烟率高于 8 小时及以内的流动人口吸烟率。具

---

① 包括：戒烟 6 个月以上和从没吸过。

体情况见表 4.22。

表 4.22　不同特征流动人口的健康行为情况

变量	取值	吸烟			
		样本量	%	χ^2值	p 值
性别	女	106	3.67	1990.35	<0.01
	男	2352	54.53		
年龄（岁）	<30	863	34.52	54.71	<0.01
	30~39	948	38.49		
	40~49	515	48.53		
	≥50	132	34.52		
教育程度	小学及以下	253	30.15	39.71	<0.01
	初中	1260	36.91		
	高中/大专	625	34.92		
	大学及以上	320	27.63		
户口	非农	475	32.58	1.97	0.15
	农业	1983	34.54		
婚姻	不在婚	417	33.02	0.86	0.35
	在婚	2041	34.38		
健康教育	未接受	1625	36.59		
	接受	833	30.19		
流动范围	跨省流动	1629	34.49	0.76	0.38
	省内跨市	829	33.47		
流动时间（年）	≤1	574	32.84	2.76	0.43
	2~5	841	33.84		
	6~10	591	35.03		
	≥11	452	35.28		
工作时间（小时）	≤8	972	30.06	44.19	<0.01
	8~10（不含8）	905	37.99		
	>10	581	36.66		

数据来源："2013 年流动人口卫生计生专项调查 B 卷"。

2. 吸烟行为影响因素分析

以最近是否吸烟为因变量（1 = 吸烟，0 = 不吸），以性别、年龄、教育程度、婚姻状况、户口性质、每天工作时间、是否接受过健康知识教育、流动范围、流动时间为自变量进行 Logistic 回归分析。

由表 4.23 可知，性别、年龄、教育程度、流动时间、每天平均工作时间及是否接受过健康教育对吸烟行为有影响，差异有统计学意义（p < 0.05）。相对于女性，男性更容易出现吸烟行为；相对于 30 岁以内的流动人口，"50 岁及以上"年龄组的流动人口吸烟率偏高；相对于"小学及以下"的流动人口，大学及以上教育程度的流动人口吸烟率较低；相对于工作 8 小时以内的流动人口来说，工作 8 ~ 10（不含 8）小时的流动人口更容易出现吸烟行为；与未接受健康教育的流动人口相比，接受过健康教育的流动人口不容易出现吸烟行为，说明健康教育对防止吸烟行为有积极影响，应当进一步加强流动人口的健康教育。户口、婚姻、流动范围对流动人口健康行为无显著影响（p > 0.05）。

表 4.23 流动人口健康行为影响因素

变量	变量赋值	p 值	OR 值	95% CI	
性别	女性				
	男性	< 0.01	32.01	26.07	39.29
年龄（岁）	< 30				
	30 ~ 39	< 0.01	1.06	0.91	1.23
	40 ~ 49	0.41	1.33	1.10	1.60
	≥50	< 0.01	1.79	1.30	2.46
教育程度	小学及以下				
	初中	< 0.01	1.03	0.84	1.27
	高中/大专	0.59	0.91	0.72	1.14
	大学及以上	< 0.01	0.64	0.50	0.84
户口	非农				
	农业	0.55	0.95	0.81	1.11
婚姻	不在婚				
	在婚	0.36	1.08	0.91	1.29

续表

变量	变量赋值	p 值	OR 值	95% CI	
流动范围	跨省流动				
	省内流动	0.64	0.97	0.85	1.09
流动时间（年）	≤1				
	2~5	0.06	1.06	0.90	1.24
	6~10	0.13	1.05	0.88	1.25
	≥11	<0.01	0.80	0.66	0.97
健康教育	未接受				
	接受	<0.01	0.80	0.71	0.90
工作时间（小时）	≤8				
	8~10（不含8）	<0.01	1.21	1.06	1.39
	>10	0.32	1.02	0.88	1.19

数据来源："2013 年流动人口卫生计生专项调查 B 卷"。

三 流动人口获取健康信息情况

（一）流动人口寻求健康信息缺乏主动性，关注内容与其流动特征相关

流动人口健康意识较差，不能主动利用相关服务。只有 20.47%的流动人口经常主动了解或寻求健康相关信息，31.95% 的流动人口很少或从不主动了解健康相关信息（见表 4.24）。

表 4.24 主动寻求健康信息情况

主动寻求信息	样本量	%
经常	1474	20.47
偶尔	3426	47.58
很少	1750	24.31
从来没有	550	7.64

数据来源："2013 年流动人口卫生计生专项调查 B 卷"。

传染病防治和职业安全与健康这两方面的内容得到了流动人口更

多的关注，这两方面内容是流动人口最希望获得的健康服务内容（见表 4.25）。

表 4.25　希望获得的健康服务内容

健康服务内容	样本量	%
传染病防治	5797	80.51
职业安全与健康	4986	69.25
心理健康	4619	64.15
生育与避孕	3721	51.68
高血压等慢性病防治	4860	67.50

数据来源："2013 年流动人口卫生计生专项调查 B 卷"。

（二）现有获取信息途径不能满足流动人口实际需求

健康知识在提升流动人口健康水平方面有着最基础的作用，同时，健康知识的获取方式则会直接影响流动人口对健康知识的理解和接受程度。

根据 2015 年全国流动人口动态监测数据，目前流动人口获取健康知识的方式中，占比最高的为宣传栏，为 83.47%；其次是广播/电视节目，为 79.72%；还有手机短信/微信占比也较高，为 56.30%；占比较低的获取方式为面对面咨询、讲座、公众健康咨询，分别为 27.37%、30.74%、38.48%；此外，书/刊/光盘、网上咨询也占据了一定的比例，为 43.26%、41.89%（见表 4.26、图 4.5）。

可见虽然流动人口目前获取知识的途径不少，但大部分流动人口获取信息的途径多为宣传栏、广播、电视以及书刊等传统方式，而这些方式并不能有效、及时地满足流动人口对于获取健康知识和健康服务的需求。值得关注的是，虽然手机、电脑等新型媒体的途径也占据一定比重，但相对于传统途径，比例偏低。目前流动人口以青壮年为主，他们多是新型媒体的受众，对新鲜事物的接受能力强，因此可加大新型媒体在健康知识宣传方面的应用力度。

表 4.26　流动人口目前获取健康知识的途径

健康知识获取方式	样本量	%
宣传栏	148181	83.47
广播/电视节目	141523	79.72
手机短信/微信	99940	56.30
书/刊/光盘	76793	43.26
网上咨询	74366	41.89
公众健康咨询	68318	38.48
讲座	54571	30.74
面对面咨询	48597	27.37

数据来源："2015 年全国流动人口动态监测数据"。

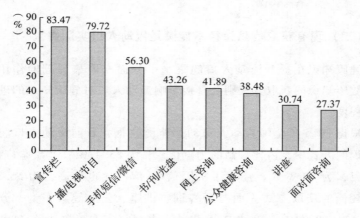

图 4.5　流动人口获取健康知识的方式

　　调查还显示了流动人口希望获得健康知识与技能的途径，其中看电视的比例最高（79.14%）（见表 4.27、图 4.6）。电视作为 21 世纪基本全面普及的媒介，已经成为民众最为依赖的接受信息的途径，同时也依然是最受民众欢迎的传媒方式；希望通过网络和手机获取健康相关信息的流动人口也占有很大比重，而电脑和手机是居民上网的主要载体，尤其是手机，更是青壮年流动人群最主要接收信息的途径，具有便捷、及时等诸多优点。网络作为现代信息社会新型传媒的代表，它的影响力也极为深远，而且上网是比看电视更为主动的获取信息的方式，因此希望通过网络获取健康知识代表了新形势下流动人口积极的健康意识。目前网络等新型媒体在健康干预中有着重要作用，随着"互联网＋"的发展，健康教育已经融入互联网的各个角落。但是，应当注意的是，目前网络信息质量参差不齐，存在一定的虚假问题，在加强运用网络宣传途径的同时，要注意加强对网络信息的质量监管。

表 4.27　流动人口希望获得健康知识的途径

健康知识获取方式	样本量	%
看电视	5698	79.14
上网	4688	65.11
阅读健康教育材料	3977	55.24
健康讲座	3637	50.51
接收手机信息	3478	48.31
医生一对一指导	3374	46.86
听广播	3124	43.39
单位组织学习	2218	30.81

数据来源："2013 年流动人口卫生计生专项调查 B 卷"。

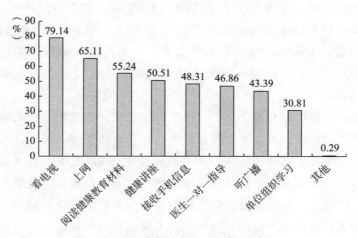

图 4.6　希望获得健康知识与技能的途径

第五节 讨论与建议

一 讨论

（一）流动人口生理健康状况不容乐观，且普遍存在心理健康问题，解决方式不专业

由流动人口的流动原因可知，历年务工经商的流动人口数量都极为庞大，且大多数从事体力劳动，面对更多的健康威胁。同时，"随迁"作为流动人口流动的第二大动力强化了"家庭化流动"的趋势，伴随着家庭化流动趋势的增强，随迁儿童、妇女及老年人比例将大幅度增加。而他们作为流动人口中的弱势群体，必将面临更多、更复杂的健康威胁，对于公共卫生服务也有着更多的需求。

其中，女性和高龄流动人口是流动人口中面临更多健康问题和风险的群体。由流动人口生理健康数据可知，女性和年龄较大流动人口两周患病率较高，生理健康状况较差。有研究表明，女性流动人口患病率往往高于男性，原因在于女性在家庭中需要扮演多重角色，如工作者、家务劳动者、生养后代者等（王冬梅，2005），女性流动人口患病率之所以高于男性流动人口，可能是由于她们的工作压力超过了她们生理的最大承受能力；而随着年龄的增加，流动人口自身身体机能退化，抵抗疾病侵扰的能力也变弱，因此健康状况也较差。

而在心理健康方面，由于工作压力大、精神生活匮乏、人际关系敏感等原因，流动人口非常容易滋生压抑、心情低落、抑郁等心理问题。研究显示大部分流动人口都存在一定的压抑/失落的情绪，而且解决方式存在一定误区，只有很少比例的流动人口选择了专业的心理咨询。流动人口的心理健康问题如果得不到及时、专业的疏导，将会使流动人口产生更严重的心理问题，不仅危害自身健康，也会产生一定的社会问题。

（二）　流动人口健康知识水平偏低、健康意识弱、健康行为差，且对他们的健康教育方式单一、宣传不到位

研究表明流动人口受教育程度普遍偏低，而较低的受教育程度可能会使流动人口获得较少的健康教育机会，从而影响流动人口的健康知识水平。从流动人口健康知识的整体正确率和单选题、多选题的单个正确率来看，流动人口健康知识得分情况一般，健康知识水平较低。

较低的健康知识水平可能反映了流动人口薄弱的健康意识及较差的健康行为。研究结果证实，流动人口健康行为较差。在当前全国范围内实施控烟政策的大背景下，流动人口的吸烟率远高于普通民众的吸烟率，高吸烟率反映了流动人口较弱的健康意识和较差的健康行为。相关部门应当针对流动人口宣传控烟政策，在降低流动人口和全体民众吸烟率的同时，间接改善流动人口的健康意识与健康行为。

此外，研究结果表明"是否接受过健康教育"对流动人口的健康知识得分与健康行为都有显著的积极影响。接受过健康教育的流动人口更容易获得较高的健康知识得分，同时也更倾向于避免不健康的行为。这表明健康教育对于流动人口的健康至关重要。尽管流动人口对于部分健康知识如"艾滋病相关防治知识"知晓率较高，但大部分流动人口对于如"结核病有免费治疗政策"之类的知识却少有了解，一定程度上反映了政府对流动人口的健康教育不到位、不全面。也有研究表明流动人口获取健康知识的方式较为单一，以宣传栏、广播/电视等传统途径为主，新型媒体的宣传方式还有待加强。鉴于流动人口多为青壮年，他们是新型媒体的最主要受众群体，应当针对该特点创新适于流动人口的健康教育宣传方式。

（三）　流动人口异地就医需求高、落实难，医保制度缺乏有效细分

研究表明跨省流动的流动人口占很大比重，这就造成流动人口异地就医需求的增加。而目前我国医疗保险实行的是属地化管理，不同地区间的报销政策和水平不同，导致流动人口在异地就医时尤其是跨省异地就医时难以及时报销医疗费用。对于大部分长距离跨省流动的流动人口来说，往返就医又存在一定的现实困难，因此目前的医疗保障制度给流动人口带来了诸多不便，亟须针对流动人口完善当前的医保制度。

二　建议

（一）关注流动人口心理健康

针对流动人口普遍存在的心理健康问题，相关部门应从根本上重视、关心、行动起来，应当组建流动人口心理健康服务咨询平台及相关热线，大力宣传心理健康知识，让流动人口全面知晓自己的心理健康状况。并针对流动人口特殊的心理健康问题，为流动人口提供专业的心理咨询，以专业的心理咨询，取代流动人口并不合适的解决心理健康问题的方式。

（二）强化流动人口健康教育，提高流动人口的健康知识水平，帮助他们养成正确的健康行为习惯

由于流动人口受教育程度普遍偏低，并且对健康知识缺乏一定的认知了解，因此政府和相关机构有责任进一步加强对流动人口的健康教育，加强结核病等传染病方面政策的宣传力度，促进流动人口卫生服务知晓率及利用率的提高。

当前流动人口获得健康知识的途径主要是宣传栏和电视节目，这些都是较为传统的宣传方式，而目前流动人口以青壮年群体为主，大多数青壮年流动群体热衷的手机、互联网等新媒体并没有被很好地运用到健康知识宣传上来。新媒体对于健康教育的作用和功能是多方面的。首先，新媒体具有覆盖面广、传播速度快、信息容量大的特点，能够最大化覆盖不同类型的流动人口，满足流动人口对健康知识的需求；其次，新媒体具有传统媒体所不具有的互动性，通过网络互动平台，可以增强流动人口交流与获取健康知识的主动性；最后，新媒体应用可以实现对不同流动人口即时即地的个性化健康教育，充分弥补

传统媒体传播方式的不足。因此，政府可以针对流动人群的特点，借助"互联网＋"等新型媒体，创新健康知识宣传方式，利用手机、电脑等移动平台推广健康知识，充分发挥新型媒体在健康干预中的作用，以便更好地向流动人口宣传健康相关知识。

在创新健康知识宣传方式的同时，也要注意当前的网络信息安全和质量等问题。新媒体由于信息容量大、传播速度快、匿名性等特点，信息有时会失真，降低信息的权威性，因此应该加强媒介管理，以正确引导健康知识信息，积极发挥新媒体在健康知识教育中的作用。

要提高流动人口的健康知识和健康行为水平，也应进一步加强对流动人口的控烟监管。吸烟虽然只是健康行为的一个方面，但反映了流动人口的健康意识。各地应进一步加强对控烟政策的宣传和落实，结合国家基本公共卫生服务项目等活动，推进落实控烟履约工作。特别是针对流动人口，要在流动人口聚集地，加强控烟政策的宣传，督促流动人口形成良好的健康意识，营造健康的生活环境。

（三）加强流动人口信息管理，完善医疗保障体制

针对目前医疗保障体系存在的异地就医困难问题，首先应加强对流动人口的管理，尤其是加强信息系统建设，记录流动人口的相关个人与医疗信息。其次，政府应进一步完善医疗保障体系，建立省际医疗保障网络系统，研究地区间异地就医结算及报销的管理系统，统一医疗保障卡，逐步实现异地就医的"一卡通"。最后，应该针对流动人口的不同特征细分医疗保障制度的有效覆盖情况和政策内容，努力做到在健全流动人口整体政策的前提下，进一步细化针对流动人口中弱势群体的特殊政策。

第五章 流动人口基本卫生服务利用

第一节 引言

我国当前存在大规模的流动人口群体，一方面他们自身的健康需要维护，另一方面他们的健康和医疗服务消费也会对流入地的卫生状况、卫生服务提供与管理以及卫生资源的配置产生巨大影响（袁雁飞，2012）。流动人口的健康状况与卫生服务利用关系着他们自身和社会的健康与稳定。流动人口积极有效地利用卫生服务，不仅能保障和提高流动人口自身的健康水平，也能维护社会整体的健康状况，因此值得高度关注。

本研究旨在了解流动人口的卫生服务利用情况，探索分析流动人口卫生服务利用的影响因素，同时针对流动人口卫生服务利用中存在的问题进行讨论并提出改善的建议，为提高流动人口健康意识、更好地促进流动人口的卫生服务利用、提高流动人口的健康水平提供参考依据。

本部分研究采用的数据来自"2013年流动人口卫生计生专项调查B卷"（共7200人），其余信息来自"2013年全国流动人口动态监测调查"（共198795人）。研究内容包括三部分：流动人口基本公共卫生服务利用情况、流动人口职业安全与健康防护培训服务利用情况、流动人口医疗卫生服务利用情况。首先，采用描述性统计分析方法对流动人口以上三类服务的基本利用状况进行分析，包含：流动人口近期体检情况、居民档案建立情况、接受健康教育情况、常见慢性病检查情况、职业安全与健康防护培训、医疗卫生服务利用情况；其次，采用卡方检验进行单因素分析，比较不同特征流动人口的卫生服务利用之间的差异；最后，采用多元 Logistic 回归方法，分析流动人口近期体检情况、居民档案建立情况、接受健康教育情况、常见慢性病检查情况、职业安全与健康防护培训、医疗卫生服务利用的影响因素。

研究中，以性别、年龄、教育程度、婚姻状况、平均每天工作时间、流动时间和流动范围等作为自变量，分别以健康体检、健康档案、健康教育、慢性病检查、职业安全与健康防护培训、患病后就诊作为因变量进行分析。变量及其赋值情况见表 5.1。

表 5.1 流动人口基本卫生服务利用变量赋值

变量	赋值
性别	0 = 女，1 = 男
年龄（岁）	1 = 30 以下，2 = 30 ~ 39，3 = 40 ~ 49，4 = 50 及以上
教育程度	1 = 小学及以下，2 = 初中，3 = 高中/大专，4 = 大学及以上
婚姻状况	0 = 不在婚（包含未婚、离婚、丧偶），1 = 在婚
户口性质	0 = 非农，1 = 农业
流动范围	1 = 跨省流动，2 = 省内流动
流动时间（年）	1 = ≤1，2 = 2 ~ 5，3 = 6 ~ 10，4 = ≥11
工作时间	1 = 8 小时及以内，2 = 8 ~ 10 小时（不含 8），3 = 10 小时以上
健康体检	0 = 未接受，1 = 接受
健康教育	0 = 未接受，1 = 接受
健康档案	0 = 未接受，1 = 接受
慢性病检查	0 = 未接受，1 = 接受
职业安全与健康防护培训	0 = 未接受，1 = 接受
患病后就诊	0 = 未就诊，1 = 就诊

数据来源："2013 年流动人口卫生计生专项调查 B 卷"。

第二节 流动人口基本公共卫生服务利用

经过近十年的发展，国家基本公共卫生服务项目由最初的 9 项增加到了 14 项（国家卫计委基层卫生司，2017）。本部分首先对适用于大部分流动人口的服务项目进行分析，以期全面展现流动人口在基本公共卫生服务利用方面的现状，同时选取"近期健康体检""建立健康档案""接受健康教育"三项内容进行影响因素分析。选取这三类基本公共卫生服务主要考虑两方面的原因：第一，受众范围广，公共卫生服务在不同项目之间存在受众范围的差异，而这三类基本公共卫生服务具有全人群的适用性；同时这三类服务处于基础性地位，对其他项目的实施也有影响，因而对其进行分析具有重要的现实意义。第二，服务利用水平偏低。从当期情况来看，这三类基本公共卫生服务的覆盖情况并不理想，因而有必要对其有关影响因素进行分析。

一　调查对象基本情况

2013 年流动人口卫生计生基本公共服务专项调查 B 卷共调查 7200 人，其中女性 2887 人，占 40.10%，平均年龄为 32.91 ± 8.55 岁，高中及以上教育程度者占 40.94%；65.6% 是跨省流动；在婚流动人口占 82.46%；平均打工时间为 5.80 ± 5.24 年；调查对象平均每天工作时间为 9.46 小时，日工作时间超过 8 小时的流动人口占 55.10% 以上（见表 5.2）。

表 5.2　流动人口基本特征

变量	变量赋值	样本量	%
性别	女	2887	40.10
	男	4313	59.90
年龄（岁）	<30	2844	39.50
	30~39	2746	38.14
	40~49	1338	18.58
	≥50	272	3.78
教育程度	小学及以下	838	11.64
	初中	3414	47.42
	高中/大专	1790	24.86
	大学及以上	1158	16.08

续表

变量	变量赋值	样本量	%
户口	非农	1458	20.25
	农业	5742	79.75
婚姻	不在婚	1263	17.54
	在婚	5937	82.46
流动范围	跨省流动	4723	65.60
	省内流动	2477	34.40
流动时间（年）	≤1	1747	24.26
	2~5	2485	34.51
	6~10	1687	23.43
	≥11	1281	17.79
工作时间（小时）	≤8	3233	44.90
	8~10（不含8）	2382	33.08
	>10	1585	22.02

数据来源："2013 年流动人口卫生计生专项调查 B 卷"。

二　近期健康体检情况

健康体检是早期发现疾病和影响健康危险因素的重要举措。定期健康体检能够及时、早期发现异常体征，从而做出正确诊断，采取有效处理措施，促进"早发现、早诊断、早治疗"，将疾病消灭于萌芽时期。在推行基本公共卫生服务均等化的过程中，组织社区居民进行免费健康体检是社区公共卫生服务的重要内容之一。

（一）流动人口近期体检现状

根据 2013 年流动人口卫生计生专项调查数据 B 卷，近 5 年内有 40.17% 的流动人口从未参加过体检，且在参加过体检的流动人口中当年参加过体检的比例只有 33.03%。参加过体检的比例和当年参加过体检的比例都不高。同时，体检更多的是被动体检。单位组织体检的比例为 32.68%，选择就职需要才去体检的比例为 20.40%，而自己主动去体检的比例只有 35.77%（见表 5.3），说明流动人口体检更多的还是被动体检，其自身的健康和疾病预防意识还有待进一步提高。

表 5.3 流动人口最近 5 年体检情况

体检情况	取值	样本量	%
体检时间	1 年	2378	33.03
	2 年	1391	19.32
	3 年	312	4.33
	4 年	145	2.01
	5 年	82	1.14
	无	2892	40.17
最近一次体检的原因	自己主动去体检	1541	35.77
	就职需要才去体检	879	20.40
	单位组织的体检	1408	32.68
	社区居委会组织的体检	436	10.12
	其他	44	1.02

数据来源："2013 年流动人口卫生计生专项调查 B 卷"。

（二）不同特征流动人口健康体检服务利用比较

以当年内是否接受过体检作为分析变量（接受 =1，未接受 =0），比较不同特征流动人口接受体检服务的情况。分析表明：女性健康体检服务的利用情况好于男性；低年龄段流动人口的健康体检服务利用情况好于高年龄段流动人口；教育程度越高的流动人口健康体检服务利用情况越好；非农业户口流动人口的健康体检服务利用情况好于农业户口流动人口；流动时间较短的流动人口健康体检服务利用情况好于流动时间较长的流动人口；工作时间短的流动人口健康体检服务利用情况好于工作时间长的流动人口，差异有统计学意义（p < 0.05）；不同婚姻状况和流动范围的流动人口，其近期体检服务利用差异无统计学意义（p > 0.05）（见表 5.4）。

表 5.4　近期体检服务利用情况比较

变量	取值	样本量	%	χ^2 值	p 值
性别	女	1151	39.87	101.95	< 0.01
	男	1227	28.45		
年龄（岁）	< 30	983	34.56	13.88	< 0.01
	30 ~ 39	924	33.65		
	40 ~ 49	392	29.30		
	≥50	79	29.04		
教育程度	小学及以下	217	25.89	106.99	< 0.01
	初中	1015	29.73		
	高中/大专	633	35.36		
	大学及以上	513	44.30		
户口	非农业	589	40.40	44.89	< 0.01
	农业	1789	31.16		
婚姻	不在婚	446	35.31	3.61	0.06
	在婚	1932	32.54		
健康教育	未接受	698	27.02	65.66	< 0.01
	接受	1680	36.39		
流动范围	跨省流动	1545	32.71	0.62	0.43
	省内流动	833	33.63		
流动时间（年）	≤1	646	36.98	17.85	< 0.01
	2 ~ 5	787	31.67		
	6 ~ 10	553	32.78		
	≥11	392	30.60		
工作时间（小时）	≤8	1228	37.98	65.67	< 0.01
	8 ~ 10（不含8）	680	28.55		
	> 10	470	29.65		

数据来源："2013 年流动人口卫生计生专项调查 B 卷"。

（三）流动人口近期体检影响因素分析

以是否在当年接受过体检作为因变量（是 =1，否 =0），以性别、年龄、教育程度、户口、婚姻状况、是否接受过健康教育、流动范围、流动时间和工作时间作为自变量，采用 Logistic 回归分析影响流动人口体检服务利用的因素。自变量赋值见表 5.1。结果见表 5.5。

表 5.5　流动人口健康体检影响因素分析

变量	变量赋值	p 值	OR 值	95% CI	
性别	女性				
	男性	< 0.01	0.60	0.55	0.67
年龄（岁）	< 30				
	30 ~ 39	0.40	1.06	0.93	1.19
	40 ~ 49	0.79	1.00	0.85	1.17
	≥ 50	0.91	1.00	0.75	1.34
教育程度	小学及以下				
	初中	< 0.01	1.25	1.04	1.50
	高中/大专	0.05	1.54	1.27	1.88
	大学及以上	< 0.01	2.04	1.64	2.55
户口	非农业				
	农业	0.02	0.85	0.74	0.97
婚姻	不在婚	0.99	1.00	0.86	1.16
	在婚				
健康教育	未接受				
	接受	< 0.01	1.47	1.32	1.64
流动范围	跨省流动				
	省内流动	0.98	0.99	0.89	1.11
流动时间（年）	≤ 1				
	2 ~ 5	< 0.01	0.76	0.66	0.86
	6 ~ 10	0.56	0.82	0.71	0.96
	≥ 11	0.61	0.82	0.69	0.97
工作时间（小时）	≤ 8				
	8 ~ 10（不含 8）	< 0.01	0.73	0.65	0.82
	> 10	0.57	0.82	0.72	0.94

数据来源："2013 年流动人口卫生计生专项调查 B 卷"。

多因素 Logistic 回归结果显示，影响流动人口健康体检服务利用的因素主要包括：性别、教育程度、户口、是否接受过健康教育和每天工作时间（$p < 0.05$）。其中，女性、文化程度较高、非农业户口、每天工作时间 8 小时及以内、接受过健康教育的流动人口对健康体检服务的利用率相对较高（见表 5.5）。婚姻状况、流动范围、流动时间对是否体检的影响无统计学意义（$p > 0.05$）。

三　建立健康档案情况

建立健康档案是国家基本公共卫生服务项目之一，是医疗卫生机构为城乡居民提供医疗卫生服务过程中的规范记录，是以居民个人健康为核心、贯穿整个生命过程、涵盖各种健康相关因素的系统化文件记录。居民健康档案是社区顺利开展各项卫生保健工作，满足社区居民的预防、医疗、保健、康复、健康教育、生育指导等"六位一体"的卫生服务需求及提供经济、有效、综合、连续的基层卫生服务的重要保证，也是居民享有均等化公共卫生服务的重要体现（王青芬，2010；纪建梅，2012）。

（一）流动人口建立健康档案现状

健康档案是顺利开展各项卫生服务工作的重要保证和关键环节，但流动人口健康档案的建立情况不容乐观。一方面，健康档案建档比例偏低，2015 年只有 29.10% 的流动人口建立了健康档案，超过 50% 的流动人口没有在流入地居住的社区建立居民健康档案，远低于国家同期规定的居民健康档案率要达到 75% 的要求；另一方面，流动人口对于健康档案的知晓率也较低，有 28.37% 的流动人口完全没有听说过居民健康档案，一定程度上反映出健康档案服务在流动人口群体中宣传力度的不足；同时，还有 16.40% 的流动人口不清楚自己是否建立了健康档案，反映出流动人口对该事情不是很关注，健康档案意识比较差（见表 5.6）。

表 5.6　流入地建立居民健康档案情况

本地建立居民健康档案情况	分类	样本量	%
2015 年流动人口动态监测调查	没建，没听说过	54782	28.37
	没建，但听说过	50457	26.13
	已经建立	56198	29.10
	不清楚	31678	16.40
2013 年流动人口动态监测调查	没建，没听说过	60055	30.21
	没建，但听说过	43805	22.04
	已经建立	47385	23.84
	不清楚	47550	23.92

数据来源：2013 年、2015 年"全国流动人口动态监测调查"。

（二）不同特征流动人口健康档案服务利用比较

结果显示，除教育程度外，不同特征流动人口的健康档案服务利用率不同，有统计学差异（p < 0.05）。具体而言，女性情况好于男性；年龄越大，其健康档案服务利用水平越高；非农户口流动人口服务利用率高于农业户口流动人口；在婚流动人口好于不在婚者；省内流动者好于跨省流动者；流动时间越长健康档案服务利用率越高；工作时间越短，健康档案服务利用率越高（见表 5.7）。

表 5.7　建立健康档案服务利用情况比较

变量	取值	样本量	%	χ^2值	p 值
性别	女	23214	25.21	179.40	< 0.01
	男	24171	22.65		
年龄（岁）	< 30	16997	20.94	649.60	< 0.01
	30 ~ 39	16339	25.45		
	40 ~ 49	11810	26.18		
	≥50	2239	26.93		

续表

变量	取值	样本量	%	χ^2值	p 值
教育程度	小学及以下	7086	23.97	4.72	0.19
	初中	25477	23.65		
	高中/大专	10246	24.08		
	大学及以上	4576	24.15		
户口	非农业	7712	26.46	129.59	<0.01
	农业	39673	23.39		
婚姻	不在婚	9296	19.84	540.29	<0.01
	在婚	38089	25.07		
流动范围	跨省流动	21344	20.62	1233.93	<0.01
	省内流动	26041	27.34		
流动时间（年）	≤1	11538	19.90	714.40	<0.01
	2~5	20815	25.24		
	6~10	9074	25.27		
	≥11	5958	26.55		
工作时间（小时）	≤8	25122	25.09	262.60	<0.01
	8~10（不含8）	14863	23.53		
	>10	7400	20.86		

数据来源：2013 年"全国流动人口动态监测调查"。

（三）流动人口建立健康档案影响因素分析

以是否建立健康档案作为因变量（是 = 1，否 = 0），以性别、年龄、教育程度、婚姻状况、户口、流动范围和工作时间作为自变量，采用 Logistic 回归分析影响流动人口健康档案利用的因素。自变量赋值见表 5.1。回归结果见表 5.8。

表 5.8　流动人口建立健康档案影响因素分析

变量	变量赋值	p 值	OR 值	95% CI	
性别	女性				
	男性	<0.01	0.87	0.85	0.88

续表

变量	变量赋值	p 值	OR 值	95% CI	
年龄	< 30				
	30 ~ 39	0.14	1.24	1.21	1.28
	40 ~ 49	< 0.01	1.32	1.29	1.36
	≥ 50	< 0.01	1.38	1.31	1.45
教育程度	小学及以下				
	初中	0.292	1.05	1.02	1.08
	高中/大专	< 0.01	1.10	1.06	1.14
	大学及以上	0.01	1.10	1.05	1.15
户口	非农业				
	农业	< 0.01	0.89	0.86	0.92
婚姻	不在婚				
	在婚	< 0.01	1.19	1.16	1.23
流动范围	跨省流动				
	省内流动	< 0.01	1.42	1.39	1.45
流动时间（年）	≤ 1				
	2 ~ 5	< 0.01	1.29	1.26	1.33
	6 ~ 10	< 0.01	1.28	1.24	1.33
	≥ 11	< 0.01	1.35	1.30	1.40
工作时间（小时）	≤ 8				
	8 ~ 10（不含 8）	< 0.01	0.93	0.91	0.95
	> 10	< 0.01	0.79	0.76	0.81

数据来源：2013 年"全国流动人口动态监测调查"。

　　结果表明，影响流动人口健康档案服务利用的因素主要包括：性别、年龄、教育程度、户口、婚姻状况、流动范围、流动时间及每天工作时间（p < 0.05）。其中，女性、40 岁及以上、高中及以上文化程度、非农业户口、在婚、省内流动、到流入地时间较长及每天工作时间 8 小时及以内的流动人口对健康档案服务的利用率相对较高。

四　接受健康教育情况

作为基本公共卫生服务的重要组成部分，健康教育也贯穿于 12 类基本公共卫生服务过程中的各个环节。健康教育的核心是教育人们树立健康意识，促使人们改变不健康的行为和生活方式，以降低或消除影响健康的危险因素，预防疾病，促进健康，提高生活质量。

（一）接受健康教育现状

《国家基本公共卫生服务规范（2017）》明确规定需在辖区内定期开展健康教育活动，具体形式包含"发放印刷资料""播放音像资料""设置健康教育宣传栏""举办健康知识讲座"等。本研究通过对问题"近一年您是否利用过或卫生服务人员是否提供过以下服务"[①] 的回答来判断流动人口是否接受过健康教育，对以上问题只要利用过一种则判断为"接受过健康教育"服务，否则判断为"没有接受过"。

总的来看，流动人口接受过健康教育的比例偏低，为 64.13%，远低于国家规定的健康教育覆盖率[②]（国家卫生计生委，2017）；同时，流动人口对各种健康教育方式的利用率都不高，通过"看健康知识宣传栏"获取健康知识的比例最高，但也只有 55.74%，而看 DVD 的比例只有 13.42%（见表 5.9）。说明流动人口开展健康教育的覆盖面和教育形式还有待进一步提高。

流动人口选择的接受健康教育的方式主要是"看健康知识宣传栏"和"看发放的健康教育材料"，也反映出流动人口在接受健康教育方面的主动性不足，更多的是被动接受服务人员提供的相关材料，而不能主动去寻求健康知识这样一种现状。

---

① 选项为"健康讲座/义诊""发放健康教育材料""看 DVD""看健康知识宣传栏"。
② 流动人口健康教育覆盖率 2015 年目标为 84%。

表 5.9　流动人口健康教育服务利用情况

健康教育	样本量	%
健康讲座/义诊	2097	29.13
发放健康教育材料	3565	49.51
看 DVD	966	13.42
看健康知识宣传栏	4013	55.74
接受过	4617	64.13

数据来源："2013 年流动人口卫生计生专项调查 B 卷"。

　　由表 5.10 可知，"不知道""没时间""不需要"是流动人口没有在本地接受健康教育服务的主要原因，说明宣传不到位和健康意识薄弱是造成健康教育缺失的主要原因。其中，在"健康讲座/义诊""发放健康教育材料"等健康教育方式中，"不知道"是最主要的未利用原因，反映了相关部门在针对流动人口健康教育方面的宣传工作不到位，同时"没时间"和"不需要"两个未利用原因占比也非常高，这折射出流动人口经常为了挣钱而宁愿牺牲健康的现状，是自身健康意识薄弱的体现。此外，每个服务项目都有一定比例的未利用原因是"没有提供"，则一定程度上反映了相关部门在健康教育服务上的懈怠。

表 5.10　流动人口未利用健康教育服务原因

服务项目	未利用原因	样本量	%
健康讲座/义诊	不知道	1895	37.14
	不需要	907	17.77
	没时间	1842	36.10
	没有提供	291	5.70
发放健康教育材料	不知道	1442	39.67
	不需要	836	23.00
	没时间	920	25.31
	没有提供	298	8.20

续表

服务项目	未利用原因	样本量	%
看 DVD	不知道	1696	27.21
	不需要	1276	20.47
	没时间	2517	40.38
	没有提供	521	8.36

数据来源："2013 年流动人口卫生计生专项调查 B 卷"。

（二）不同特征流动人口健康教育情况比较分析

以是否接受过健康教育作为分析变量（是 =1，否 =0），比较不同特征流动人口接受健康教育服务的情况（见表 5.10）。分析表明：女性健康教育服务利用情况好于男性；教育程度高的流动人口健康教育服务利用情况较好；非农业户口流动人口健康教育服务利用的情况好于农业户口流动人口；省内流动者的健康教育服务利用情况好于跨省流动人口，差异有统计学意义（p < 0.05）；年龄、婚姻状况、流动时间和每天工作时间对健康教育服务利用无影响（p > 0.05）。

表 5.11　健康教育服务利用情况比较

变量	取值	样本量	%	χ^2 值	p 值
性别	女	1968	68.17	34.23	< 0.01
	男	2649	61.42		
年龄（岁）	< 30	1836	64.56	4.83	0.18
	30 ~ 39	1782	64.89		
	40 ~ 49	837	62.56		
	≥ 50	162	59.56		
教育程度	小学及以下	483	57.64	27.07	< 0.01
	初中	2162	63.33		
	高中/大专	1210	67.60		
	大学及以上	762	65.80		
户口	非农业	972	66.67	5.13	0.02
	农业	3645	63.48		

续表

变量	取值	样本量	%	χ^2值	p 值
婚姻	不在婚	787	62.31	2.18	0.13
	在婚	3830	64.51		
流动范围	跨省流动	2861	60.58	75.17	<0.01
	省内流动	1756	70.89		
流动时间（年）	≤1	1135	64.97	4.57	0.20
	2~5	1613	64.91		
	6~10	1079	63.96		
	≥11	790	61.67		
工作时间（小时）	≤8	2097	64.86	1.39	0.49
	8~10（不含8）	1512	63.48		
	>10	1008	63.60		

数据来源："2013 年流动人口卫生计生专项调查 B 卷"。

（三）接受健康教育影响因素分析

以是否接受健康教育为因变量（是 =1，否 =0），以性别、年龄、教育程度、婚姻状况、户口、流动范围和工作时间作为自变量，采用 Logistic 回归分析影响流动人口健康教育服务利用的因素。自变量赋值见表 5.1。回归结果见表 5.12。

表 5.12　流动人口接受健康教育影响因素分析

变量	变量赋值	p 值	OR 值	95% CI	
性别	女性				
	男性	<0.01	0.72	0.65	0.80
年龄（岁）	<30				
	30~39	0.27	1.08	0.96	1.21
	40~49	0.48	1.06	0.91	1.24
	≥50	0.50	0.96	0.73	1.25
户口	非农业				
	农业	0.13	0.90	0.78	1.03

续表

变量	变量赋值	p 值	OR 值	95% CI	
婚姻	不在婚				
	在婚	0.05	1.20	0.95	1.39
教育程度	小学及以下				
	初中	0.46	1.32	1.12	1.55
	高中/大专	<0.01	1.51	1.26	1.81
	大学及以上	0.32	1.36	1.10	1.68
流动范围	跨省				
	省内	<0.01	1.56	1.41	1.74
流动时间（年）	≤1				
	2~5	0.66	0.96	0.84	1.09
	6~10	0.92	0.94	0.82	1.09
	≥11	0.12	0.87	0.74	1.02
工作时间（小时）	≤8				
	8~10（不含8）	0.43	0.96	0.86	1.08
	>10	0.55	1.02	0.89	1.16

数据来源："2013 年流动人口卫生计生专项调查 B 卷"。

结果显示，影响流动人口健康教育服务利用的因素主要包括性别和流动范围。其中，女性、省内流动的流动人口对健康教育服务的利用率较高，有统计学意义（p<0.05）；而年龄、教育程度、户口、婚姻、每天工作时间和流动时间对流动人口健康教育服务利用没有显著影响。

五 常见慢性病检查

随着现代社会经济的发展和医疗水平的提高，人类的平均预期寿命进一步延长，疾病谱正在发生转变。心脑血管疾病、糖尿病等慢性疾病已经成为威胁人类健康的主要疾病。随着随迁老年人增多以及第一代流动人口年龄的增长，慢性非传染性疾病在流动人口中逐渐成为必须关注的问题。而流动性强、健康知识不足，则会对流动人口产生更加严重的威胁。因此，常见主要慢性病的检查和服务成为流动人口基本公共卫生服务必不可少的内容之一。

（一）慢性病检查现状

本次研究主要关注测血糖和测血压情况，以接受过测血糖或测血压服务作为判断接受慢性病检查服务的依据，接受过其中之一则判断为"接受过"，否则为"未接受"。

结果表明，只有34.08%的流动人口接受至少一种慢性病检查服务。分析其未接受服务的原因发现，"没时间"和"不需要"是流动人口没有在本地接受过慢性病检查服务的主要原因，"不需要"说明流动人口的健康意识差，"没时间"则一定程度上反映了他们忽略了对自身健康的关注，健康意识薄弱影响了流动人口常见慢性病检查的普及。此外可以注意到"自己不属于服务对象"选项的占比也较高，约14%，反映了流动人口在公共卫生服务领域与常住人口存在一些差别（见表5.13、表5.14）。

表 5.13　流动人口慢性病检查服务利用情况

慢性病检查	样本量	%
测血压	2417	33.57
测血糖	1725	23.96
接受过	2454	34.08

数据来源："2013 年流动人口卫生计生专项调查 B 卷"。

表 5.14　流动人口未利用慢性病检查服务原因

服务项目	未利用原因	样本量	%
测血压	不知道	1120	23.42
	不需要	1380	28.85
	没时间	1224	25.59
	自己不属于服务对象	695	14.53

续表

服务项目	未利用原因	样本量	%
测血糖	不知道	1262	23.05
	不需要	1671	30.52
	没时间	1365	24.93
	自己不属于服务对象	742	13.55

数据来源："2013 年流动人口卫生计生专项调查 B 卷"。

（二）不同特征流动人口慢性病服务利用情况比较

以是否接受过慢性病检测作为分析变量（是 = 1，否 = 0），比较不同特征流动人口接受慢性病检测服务的情况（见表 5.15）。分析表明：女性慢性病检测服务利用情况好于男性；年龄越大者慢性病检测服务利用情况越好；教育程度越高的流动人口慢性病检测服务利用情况越好（大学及以上除外）；省内流动者慢性病检测服务利用好于跨省流动者；流动时间较短的流动人口，其接受慢性病检测服务利用情况较好；接受过健康教育的流动人口其慢性病检测服务利用好于未接受过健康教育的流动人口，差异有统计学意义（p < 0.05）；户口、婚姻状况和每天工作时间对慢性病检测服务利用无显著影响（p > 0.05）。

表 5.15　慢性病检查服务利用情况比较

变量	取值	样本量	%	χ^2 值	p 值
性别	女	1050	36.37	11.21	< 0.01
	男	1404	32.55		
年龄（岁）	< 30	871	30.63	41.83	< 0.01
	30 ~ 39	940	34.23		
	40 ~ 49	524	39.16		
	≥50	119	43.75		
教育程度	小学及以下	269	32.10	11.25	0.01
	初中	1139	33.36		
	高中/大专	667	37.26		
	大学及以上	379	32.73		

续表

变量	取值	样本量	%	χ^2值	p 值
户口	非农业	509	34.91	0.55	0.45
	农业	1945	33.87		
婚姻	不在婚	406	32.15	2.55	0.11
	在婚	2048	34.50		
健康教育	未接受	226	8.75	1150.69	<0.01
	接受	2228	48.26		
流动范围	跨省流动	1516	32.10	24.07	<0.01
	省内流动	938	37.87		
流动时间（年）	≤1	604	34.57	8.49	0.04
	2~5	888	35.73		
	6~10	563	33.37		
	≥11	399	31.15		
工作时间（小时）	≤8	1133	35.04	3.58	0.17
	8~10（不含8）	809	33.96		
	>10	512	32.30		

数据来源："2013 年流动人口卫生计生专项调查 B 卷"。

（三）流动人口慢性病服务利用影响因素

以"是否接受过慢性病检测"作为因变量（是 =1，否 =0），以性别、年龄、教育程度、是否接受过健康教育、婚姻状况、户口、流动范围、流动时间和工作时间作为自变量，采用 Logistic 回归分析影响流动人口慢性病服务利用的因素。自变量赋值见表 5.1。回归结果见表 5.16。

结果表明，影响流动人口接受慢性病服务利用的因素主要包括年龄和是否接受过健康教育（p < 0.05）。其中，30 岁以上、接受过健康教育的流动人口对慢性病检测服务的利用率相对较高。性别、教育程度、婚姻状况、户口、流动范围和每天工作时间对慢性病检测服务利用无显著影响（p > 0.05）。

表 5.16　流动人口接受慢性病检测服务影响因素分析

变量	变量赋值	p 值	OR 值	95% CI	
性别	女性				
	男性	0.08	0.90	0.81	1.01
年龄（岁）	<30				
	30~39	<0.01	1.34	1.18	1.52
	40~49	<0.01	1.95	1.65	2.31
	≥50	<0.01	2.67	1.98	3.59
教育程度	小学及以下				
	初中	0.82	1.13	0.94	1.37
	高中/大专	<0.01	1.30	1.06	1.60
	大学及以上	0.53	1.08	0.86	1.36
户口	非农业				
	农业	0.35	1.07	0.92	1.24
婚姻	不在婚				
	在婚	0.28	0.92	0.78	1.08
健康教育	未接受				
	接受	<0.01	9.85	8.47	11.44
流动范围	跨省				
	省内	0.13	1.09	0.97	1.21
流动时间（年）	≤1				
	2~5	0.04	1.01	0.88	1.16
	6~10	0.05	0.86	0.73	1.01
	≥11	0.06	0.70	0.58	0.84
工作时间（小时）	≤8				
	8~10（不含8）	0.80	0.95	0.83	1.07
	>10	0.12	0.88	0.76	1.01

数据来源："2013 年流动人口卫生计生专项调查 B 卷"。

第三节　流动人口职业安全与
健康防护培训

由于受教育程度有限，流动人口大多数从事重体力劳动或暴露在高危环境下，职业卫生及防护应是其公共卫生服务的重要内容。但是调查数据显示，流动人口的职业安全与健康防护培训情况仍需进一步改善。

一　职业安全与健康防护培训现状

（一）流动人口接受职业安全与健康防护培训的机会较少，职业防护意识薄弱

数据显示，接受过职业安全与健康防护培训的流动人口仅占45%，没有接受过培训的人员超过一半。同时，仅有35.56%的流动人口认为单位或工作环境所采取的防护措施能够有效地防止有关职业危害；另有17.16%的流动人口所在单位没有相关防护措施或者措施无效；更有25.16%的流动人口认为采取的措施也许有效，还有22.11%不清楚工作单位所采取的防护措施是否有效，后两种情况反映了流动人口对于职业危害以及防护措施没有清楚的认识，并不关注工作的环境对自身健康的影响。再有，48.18%的流动人口所在单位并未要求工作中穿戴工作服，也仅有27.58%的流动人口在工作中能完全严格按要求穿戴工作服（见表5.17）。

以上结果反映出两方面的问题，一方面，用人单位在职业卫生及防护方面没有承担相应的责任与义务，为流动人口乃至全体劳动者提供必要的体检和防护；另一方面，流动人口对于职业卫生及防护的认知水平不高，对于没有立即显现症状的潜在伤害认识不足，双向作用导致流动人口在职业卫生及防护方面处于薄弱环节。

表 5.17　流动人口接受职业安全与健康防护培训及安全意识情况

服务情况	取值	样本量	%
是否接受过职业安全与健康防护培训	是	3240	45.00
	否	3960	55.00
在工作单位所采取的防护措施是否有效[①]	能	1388	35.56
	也许能	982	25.16
	不能	328	8.40
	不清楚	863	22.11
	无防护措施	342	8.76
工作中穿戴工作服	完全严格按要求穿戴	1986	27.58
	基本能按要求穿戴	1387	19.26
	很少按要求穿戴	260	3.61
	从不按要求穿戴	98	1.36
	不要求	3469	48.18

数据来源："2013 年流动人口卫生计生专项调查 B 卷"。

注：①不需要防护措施样本 3297 例。

（二）流动人口对职业病法律法规了解甚少

流动人口法律意识淡薄，仅有 5.15% 的流动人口对我国的职业病防治法律法规有详细的了解，同时有约 1/4 的流动人没有听说过这方面的内容（见表 5.18）。

表 5.18　流动人口对职业病法律法规了解程度

了解情况	样本量	%
详细了解	371	5.15
听说过	4992	69.33
没听说过	1837	25.51

数据来源："2013 年流动人口卫生计生专项调查 B 卷"。

二 职业安全与健康防护培训服务利用影响因素分析

(一) 不同特征流动人口的职业安全与健康防护培训情况比较

以"是否接受过职业安全与健康防护培训"作为分析变量（是 = 1，否 = 0），比较不同特征流动人口接受职业安全与健康防护培训服务的情况。分析表明：女性服务利用情况好于男性；年龄越小服务利用情况越好；教育程度越高服务利用情况越好；非农业流动人口服务利用情况好于农业流动人口；不在婚流动人口服务利用情况好于在婚流动人口；接受过健康教育的流动人口其服务利用情况好于未接受过健康教育的流动人口；流动时间较短的流动人口，其接受服务利用情况好于流动时间长的流动人口；工作时间短的流动人口服务利用情况好于工作时间长的流动人口，差异有统计学意义（p < 0.05）；流动范围对流动人口职业安全与健康防护培训服务利用无显著影响（见表 5.19）。

表 5.19 接受职业安全与健康防护培训情况比较

变量	取值	样本量	%	χ^2 值	p 值
性别	女	1231	42.64	10.85	< 0.01
	男	2009	46.58		
年龄（岁）	< 30	1346	47.33	46.46	< 0.01
	30 ~ 39	1288	46.90		
	40 ~ 49	511	38.19		
	≥50	95	34.93		
教育程度	小学及以下	255	30.43	206.81	< 0.01
	初中	1396	40.89		
	高中/大专	910	50.84		
	大学及以上	679	58.64		
户口	非农业	740	50.75	24.46	< 0.01
	农业	2500	43.54		
婚姻	不在婚	671	53.13	40.87	< 0.01
	在婚	2569	43.27		

续表

变量	取值	样本量	%	x^2值	p 值
健康教育	未接受	1010	39. 10	56. 61	< 0. 01
	接受	2230	48. 30		
流动范围	跨省流动	2086	44. 17	3. 85	0. 05
	省内流动	1154	46. 59		
流动时间（年）	≤1	833	47. 68	12. 07	< 0. 01
	2 ~ 5	1138	45. 79		
	6 ~ 10	729	43. 21		
	≥11	540	42. 15		
工作时间（小时）	≤8	1714	53. 02	152. 36	< 0. 01
	8 ~ 10（不含8）	919	38. 58		
	> 10	607	38. 30		

数据来源："2013 年流动人口卫生计生专项调查 B 卷"。

（二）流动人口职业安全与健康防护培训服务利用影响因素研究

以"是否接受过职业安全与健康防护培训"作为因变量（是 = 1，否 = 0），以性别、年龄、教育程度、婚姻状况、户口、是否接受过健康教育、流动范围、流动时间和工作时间作为自变量，采用 Logistic 回归分析影响流动人口职业安全与健康防护培训服务利用情况的因素。自变量赋值见表 5.1。回归结果见表 5.20。

结果表明，影响流动人口职业安全与健康防护培训服务利用的因素主要包括：性别、教育程度、婚姻状况、是否接受过健康教育以及每天平均工作时间（p < 0.05）。其中男性、高中以上文化程度、不在婚、接受过健康教育、每天工作时间低于 8 小时的流动人口对职业安全与健康防护培训服务的利用率相对较高。年龄、户口、流动范围和流动时间对职业安全与健康防护培训服务利用情况无显著影响（p > 0.05）。

表 5.20　流动人口接受职业安全与健康防护培训影响因素分析

变量	变量赋值	p 值	OR 值	95% CI	
性别	女性				
	男性	<0.01	1.24	1.12	1.36
年龄（岁）	<30				
	30~39	<0.01	1.03	0.92	1.16
	40~49	0.67	0.88	0.75	1.02
	≥50	0.03	0.72	0.55	0.95
教育程度	小学及以下				
	初中	<0.01	1.40	1.18	1.66
	高中/大专	<0.01	1.93	1.60	2.32
	大学及以上	<0.01	2.42	1.97	2.96
户口	非农业				
	农业	0.29	1.07	0.94	1.22
婚姻	不在婚				
	在婚	<0.01	0.73	0.63	0.84
健康教育	未接受				
	接受	<0.01	1.43	1.29	1.59
流动范围	跨省				
	省内	0.38	1.04	0.94	1.15
流动时间（年）	≤1				
	2~5	0.82	0.89	0.78	1.01
	6~10	0.08	0.83	0.72	0.96
	≥11	0.66	0.88	0.75	1.03
工作时间（小时）	≤8				
	8~10（不含8）	<0.01	0.59	0.53	0.66
	>10	<0.01	0.61	0.54	0.70

数据来源："2013 年流动人口卫生计生专项调查 B 卷"。

第四节　流动人口医疗卫生服务利用

一　流动人口患病及就诊情况

被调查流动人口两周患病人数为 5606 人，两周患病率为 2.82%（5606/198795）。两周患病就诊率为 1.96%（3887/198795）。患病后的就诊情况可以反映医疗卫生服务的供给和需求。本次调查流动人口两周患病就诊率 1.96%，低于第四次全国卫生服务调查农村人口和城市人口的两周患病就诊率（卫生部，2008）。可能与流动人口中存在健康选择有一定关系，即相对健康的人更可能迁移和流动，流动人口多为农村健康状况较好的人，其患病的风险相对较低。

生病之后，大部分的流动人口会采取一定的就诊方式（见表5.21），但只有 66.09% 的流动人口选择在本地综合医院、社区卫生站或个体诊所就诊，仍有 1719 人（30.66%）应就诊而未就诊，其中23.99% 的流动人口选择在本地药店自行买药，更有 6.67% 的流动人口生病后未治疗。说明流动人口在流入地的卫生服务利用率较低，许多患者不去就诊，甚至不进行治疗。

表 5.21　流动人口就医选择医疗机构类型分布情况

医疗机构类型	人数	比例（%）
本地社区卫生站	1062	18.94
本地综合医院	1124	20.05
本地个体诊所	1519	27.10
本地药店自行买药	1345	23.99
在老家治疗	100	1.78
本地和老家以外的其他地方	82	1.46
没治疗	374	6.67
合计	5606	100.00

数据来源：2013 年"全国流动人口动态监测调查"。

流动人口医疗费用存在报销困难的问题，80.04%（3111/3887）

的流动人口最近一次看病的医疗费用没有报销，只有 5. 76% （224/3887） 的流动人口是在新农合办公室报销的医药费 （见表 5. 22）。究其原因，参保的流动人口大多只在老家参加新农合，而在自己工作和生活的流入地却很少参保，因此真正享受医疗报销的比例较低。

表 5. 22　流动人口看病报销方式分布情况

报销方式	比例 （%）
医院看病时当场减免	6. 95
城镇职工医疗保险中心	4. 53
商业医疗保险公司	0. 57
看病后由就业单位报销	1. 52
新型农村合作医疗办公室	5. 76
其他机构	0. 64
没有报销	80. 04

数据来源：2013 年 "全国流动人口动态监测调查"。

二　流动人口患病后就诊影响因素分析

（一） 不同特征流动人口患病后就诊情况比较

对两周内患病的流动人口做进一步分析，以 "患病后就诊" 作为分析变量 （就诊 =1，未就诊 =0），比较不同特征流动人口患病后就诊情况 （见表 5. 23）。分析表明，不同特征流动人口其两周内患病就诊人数和比例不同。女性患病后就诊率高于男性；年龄较大者 （30岁及以上） 患病后就诊情况较好；在婚流动人口患病后就诊率高于不在婚流动人口；在当地有医疗保险的流动人口患病后就诊率高于在当地没有医疗保险的流动人口；流动时间较长的流动人口患病后就诊率高于流动时间较短的流动人口；每天工作时间等于或低于 8 小时的流动人口患病后就诊率高于每天工作时间超过 8 小时的流动人口，差异有统计学意义 （$p < 0.05$）；不同教育程度、户口、流动范围及有无新农合的流动人口，其患病后就诊率无统计学差异 （$p > 0.05$）。

表 5.23　不同特征流动人口患病后就诊情况

变量	取值	样本量	%	χ^2值	p 值
性别	女	2111	70.98	8.06	<0.01
	男	1776	67.48		
年龄（岁）	<30	1209	65.60	18.56	<0.01
	30~39	1248	71.64		
	40~49	1159	70.97		
	≥50	271	69.85		
教育程度	小学及以下	869	70.94	3.59	0.30
	初中	1942	68.24		
	高中/大专	733	69.88		
	大学及以上	343	70.58		
户口	非农业	600	72.20	3.76	0.05
	农业	3287	68.84		
婚姻	不在婚	652	60.71	46.52	<0.01
	在婚	3235	71.38		
当地医保	无	2957	68.42	7.49	<0.01
	有	930	72.43		
新农合	无	1314	69.49	0.03	0.85
	有	2573	69.26		
流动范围	跨省流动	2040	69.62	0.23	0.62
	省内流动	1847	69.02		
流动时间（年）	≤1	952	64.02	38.47	<0.01
	2~5	1499	68.95		
	6~10	852	73.58		
	≥11	584	74.21		
工作时间（小时）	≤8	1983	71.49	12.64	<0.01
	8~10（不含8）	1060	66.58		
	>10	844	68.06		

数据来源：2013 年"全国流动人口动态监测调查"。

（二）流动人口患病后就诊影响因素

将患病后就诊情况作为因变量（1 = 就诊，0 = 未就诊），以性别、年龄、受教育程度、婚姻状况、户口、流动时间、流动范围、每天平均工作时间、在当地有无医疗保险及是否参加新农合作为自变量进行 Logistic 多因素分析（见表5.24）。结果表明，影响流动人口患病后就诊的因素包括：性别、婚姻状况、流动时间和当地有无医疗保险（p < 0.05）。其中女性、在婚、到流入地时间6年及以上、在当地有医疗保险的流动人口患病后就诊率相对较高。流动范围和是否参加新农合等对流动人口患病后是否就诊无显著影响（p > 0.05）。

表 5.24　流动人口患病后就诊影响因素分析

变量	变量赋值	p 值	OR 值	95% CI	
性别	女性				
	男性	0.03	0.88	0.78	0.99
年龄（岁）	<30				
	30 ~ 39	0.46	1.06	0.90	1.25
	40 ~ 49	0.65	1.04	0.88	1.24
	≥50	0.62	0.97	0.75	1.26
教育程度	小学及以下				
	初中	0.21	0.95	0.81	1.10
	高中/大专	0.45	1.05	0.86	1.29
	大学及以上	0.77	1.03	0.78	1.36
婚姻	不在婚				
	在婚	<0.01	1.47	1.24	1.73
户口	非农业				
	农业	0.18	0.87	0.72	1.07
流动范围	跨省流动				
	省内流动	0.29	0.94	0.83	1.05
流动时间（年）	≤1				
	2 ~ 5	0.16	1.15	0.99	1.32

变量	变量赋值	p 值	OR 值	95% CI	
流动时间（年）	6 ~ 10	0.04	1.37	1.15	1.64
	≥11	0.02	1.43	1.16	1.75
工作时间（小时）	≤8				
	8 ~ 10（不含 8）	0.08	0.82	0.72	0.95
	>10	0.42	0.86	0.74	0.99
当地医保	无				
	有	0.03	1.18	1.01	1.37
新农合	无				
	有	0.19	1.09	0.95	1.26

数据来源：2013 年"全国流动人口动态监测调查"。

第五节　讨论与建议

一　讨论

（一）流动人口在当地医疗保障水平低，对其卫生服务利用产生影响

基本医疗保险是医疗保障制度中最基本、最重要的内容，是流动人口享有基本医疗服务的前提与保障。虽然流动人口大部分在老家参加了新型农村合作医疗保险，但外出的流动人口，却面临着异地使用和报销困难等多重限制。同时，流动人口在自己长期务工和生活的流入地的医疗保险基本处于缺失状态，再加上自身的健康意识普遍不高，不少人在生病时不去医院就诊而选择自行买药解决。这一方面反映了流动人口文化素质和保健意识等方面欠缺，认识不到非正规治疗的危害性，说明其健康意识还有待进一步提高；另一方面也反映了流动人口在缺乏医疗保障的情况下，不愿承受过高的医疗费用，这是流动人口在本地医疗保险普遍缺失现状的直接后果，不利于流动人口的健康促进。

（二）流动人口的卫生服务利用情况呈现出不同特点

流动人口对各项卫生服务项目的利用率水平各异。基本公共卫生服务利用方面总体情况尚可，但不同的公共卫生服务项目其利用水平不同：健康教育服务利用率相对较高，建立健康档案和健康体检利用率较低，对健康体检的利用直接体现了流动人口自身的健康意识水平和健康行为，这也从侧面反映了即便健康教育和宣传使流动人口掌握了一定的健康知识，但转化为实际的健康行为和习惯还需要一个过程。同时，职业安全与健康防护培训服务利用方面仍需改善，流动人口在这方面无论知识、态度和服务利用水平都偏低。在医疗卫生服务利用方面，流动人口的服务利用水平远低于流入地本地居民，也远未达到"十二五"时期医疗卫生服务的基本标准。

社会因素会影响流动人口的卫生服务利用，婚姻状况、流入当地时间、每天工作时间和在当地有无医疗保险是影响流动人口卫生服务利用的重要因素。其中已婚者对卫生服务的利用率显著高于未婚者，可能与已婚者具有家庭责任感，更关注自己的健康有关，他们有更多的健康需求；在当地打工时间越长者越倾向于利用卫生服务，可能由于打工时间长其收入较高，有利用卫生服务的能力，另外可能与其在当地时间长对周围医疗环境熟悉有关；在当地有医疗保险者更倾向于利用卫生服务，这与其有较高的医疗购买力有关，在医疗保险的保障下，他们可以将卫生服务需求转化为卫生服务利用；而有无新农合对于流动人口卫生服务利用没有影响，与新农合制度的异地使用限制有一定关系。

（三）流动人口健康教育及相关政策宣教的可及性较差

健康教育在提高流动人口卫生服务利用方面起着至关重要的作用，作为基本公共卫生服务的重要组成部分之一，健康教育贯穿于卫生服务过程的各个环节，接受健康教育可直接对各项卫生服务利用产生积极的作用。在没有接受服务的原因中，"不知道"占了一定的比例，反映出有关部门健康教育、宣传工作不到位，流动人口根本就不知道有相关服务，也就更谈不上去主动接受服务。而卫生服务的开展是需要作为接受方的流动人口积极参与到其中的。同时，一些流动人口没有利用卫生服务的原因是"没时间"和"不需要"也反映了流动人口健康意识薄弱，影响了其对卫生服务的主动利用和利用水平；流动性又增加了其享受连贯性服务的难度，降低了其接受卫生服务的依从性。

（四）流动人口的职业安全与健康防护服务利用方面，用人单位存在责任缺失

流动人口从事重体力劳动或者暴露于高危环境的情况要多于一般普通人群，但流动人口职业安全及健康防护意识薄弱，55.00% 的流动人口没有接受过职业安全与健康防护培训，也只有 5.15% 的流动人口了解有关职业病防治的法律法规，导致其自我保护能力较低。流动人口对于职业危害以及防护措施没有清楚的认识、在工作中不能完全严格按要求穿戴工作服等现象，反映了用人单位在职业卫生及防护方面没有承担相应的责任与义务，为流动人口乃至全体劳动者提供必要的体检、防护以及职业危害教育。

二　建议

（一）加强卫生服务在流动人口中的落实

目前，为流动人口提供的各项卫生服务缺乏针对性，无论从服务提供还是服务接受方面，流动人口大多以普通人员的身份出现，并未体现出其"流动"的特点。因此，目前的卫生服务不仅没有实现流动人口群体的全面覆盖，更无法充分满足他们最关注的卫生问题。应从流动人口实际需求出发，结合流动特点，提供切实可行的卫生服务。

同时，自从国家卫计委提出并制定了《国家基本公共卫生服务规范（2011 年版）》之后，人均基本公共卫生服务补助逐年增加。我们应以此为契机，逐步加大针对流动人口的各类卫生服务力度，保证流动人口能享受到基本的卫生服务项目，以更好地促进流动人口健康水平的提高。

（二） 开展针对流动人口的健康促进活动，提高流动人口的健康风险意识

"听说过"基本卫生服务，即知晓国家推行的惠民卫生政策成为影响流动人口服务利用水平的最主要因素，卫生服务利用水平的提升重在提高知晓率。因此要加强对基本卫生服务项目的宣传，提高流动人口对基本卫生服务项目的知晓率，认识到卫生服务的重要性，在需要时能选择正确的机构获取服务，促进其对卫生服务的利用。同时，加大对流动人口的健康教育力度，增强其健康意识，促进流动人口的积极参与对于提高各项卫生服务的可及性尤为重要。在内容上应结合流动人口的自身需求，做到针对性强，通俗易懂；在方法上应注重对象明确、双向传播，在传统卫生宣传的基础上，积极拓展新的宣传形式，如通过微信公众号、微博等被广泛接受的宣传方式，充分发挥互联网、手机社交软件等新媒体的作用，提高流动人口卫生服务利用的主动性。

（三） 不断发展和完善我国基本医疗保障制度，充分发挥医疗保险对流动人口健康保护伞的作用

目前的医疗保障制度给流动人口实际使用带来了诸多不便，亟须发展和完善当前的医保制度，促进流动人口对已有医疗保险的主动利用，使其能将卫生服务需求转化为卫生服务利用。

第六章　女性流动人口计划生育服务利用

第一节　引言

一　研究背景及意义

计划生育是我国的基本国策，也是流动人口生殖健康保健的重要手段。早在 2001 年《中华人民共和国人口与计划生育法》就规定了育龄夫妻免费享受国家规定的计划生育技术服务的权利；2003 年发布的《计划生育工作条例》提出，各地要将流动人口计划生育工作纳入本地区经常性管理和服务范围，实行与户籍人口同宣传、同服务、同管理；2006 年，《中共中央国务院关于全面加强人口和计划生育工作统筹解决人口问题的决定》提出，要不断完善流动人口管理服务体系，建立流动人口计划生育统一管理、优质服务新体制，为流动人口提供与户籍人口同等的免费服务；2010 年，国家四部委印发《关于创新流动人口服务管理体制推进流动人口计划生育基本公共服务均等化的指导意见》，指出流动人口计划生育基本公共服务均等化是指流动人口在现居住地获得与户籍人口同等的宣传倡导、计划生育、优生优育、生殖健康、奖励优待等方面的基本公共服务；2013 年，国家卫生计生委发布《国家卫生和计划生育办公厅关于开展流动人口计划生育药具服务年活动的通知》，进一步提出全面推进流动人口计划生育基本公共服务均等化的总体要求，要求进一步加强流动人口计划生育药具免费发放工作，实现免费避孕药具服务流动人口全覆盖；2017年，国家卫生计生委发布《"十三五"全国流动人口卫生计生服务管理规划的通知》，规划了主要指标的目标值，并传达了主要任务：改革流动人口卫生计生服务管理制度，推进基本公共服务均等化，提高流动人口卫生计生服务的公平性和可及性等，重点指出要按照常住人口配置服务资源，将流动人口纳入流入地社区卫生计生服务范围，提升流动人口聚集地区的妇幼保健服务能力，做好流动孕产妇的各项服务。以上政策文件都表明了国家对于计划生育服务的重视。

目前，我国女性流动人口数量逐年上升，2016 年为 1.18 亿人，占总流动人口的 48.3%。① 女性流动人口多为育龄妇女，是计划生育服务的重要对象，但她们的出生性别比偏高、婚前性行为与未婚先孕比例较高（綦松玲，2017）。其生殖健康状况也不乐观，非意愿性妊娠流产、出生缺陷等问题较为突出（陈芸，2012）。这些都会给社会稳定和个人健康造成影响。因此必须持续做好提升流动女性计划生育服务水平的工作。

自计划生育服务在流动人口中实施以来，流动女性的计划生育服务利用有所增加（龚双燕，2017）。但由于流动女性自身流动性大、闲暇时间少、健康意识淡薄等特点，她们很难及时、全面地接受计划生育服务（胡慧文，2016）。有关部门也很难开展服务监测，因此现有服务利用率较低（肖颖，2017）。研究表明较低的卫生保健服务利用水平是导致流动孕产妇妊娠风险的主要原因，流动女性尤其是流动孕产妇已成为城市妇幼保健工作面临的严峻挑战之一（陈珉惺，2016）。计划生育服务对女性的健康保健具有重要作用。在孕前，适当增补叶酸可以有效降低初生婴儿神经管畸形的发生；在孕期，产前检查能够及时发现和治疗妊娠期并发症，及时纠正异位妊娠，并确定合适的分娩方式；在孕后，产后访视能够及时发现产妇和新生儿的异常，保证母婴安全，同时可为产妇提供针对性健康宣教，促进产妇的产后恢复（鲍红红，2015）。

因此，促进女性流动人口计划生育服务利用，有助于提高女性流动人口的健康水平，有助于实现基本公共卫生服务均等化。据此，本研究将以"2013 年流动人口卫生计生专项调查"A 卷数据与"2015

---

① 数据来源：流动人口数据平台，http://www.chinaldrk.org.cn/。

年全国流动人口动态监测调查"数据为基础，基于我国女性流动人口
计划生育服务知晓与利用现状，探讨其存在的问题及影响因素，为进
一步提高女性流动人口健康保健水平提出合理可行的建议。

二　资料与方法

数据来源：本次研究所用数据主要来自国家卫生和计划生育委员
会"2013 年流动人口卫生计生专项调查" A 卷数据与"2015 年全国
流动人口动态监测调查"数据。

调查对象：2013 年流动人口卫生计生专项调查中，调查对象为在
本地居住六个月及以上、非本区（县、市）户口、携有亲生 0～6 岁
孩子的已婚女性流动人口，总样本量为 4800 人；2015 年全国流动人
口动态监测调查中，15～59 岁女性流动人口为 88769 人。

分析内容：本部分研究内容主要包括：女性流动人口基本信息、
计划生育服务知晓情况、计划生育服务利用情况（包括孕前优生优育
服务、孕期《孕产妇保健手册》建立、孕期产前检查服务、产后访视
与避孕节育服务）及影响因素分析、计划生育信息获取途径等。

研究方法：采用 SAS 软件进行数据处理及统计分析。采用描述性
统计分析方法对女性流动人口及其家庭的基本情况、对计划生育服务
的知晓情况、优生优育等计划生育服务的利用情况进行分析。其中，
有关女性流动人口卫生服务满意度影响因素的研究采用多元 Logistic
回归进行分析。

第二节　女性流动人口计划生育服务利用

一、女性流动人口基本情况及计划生育服务知晓情况

（一）女性流动人口基本情况[①]

2013 年流动人口卫生计生服务专项调查 A 卷共调查已婚女性流

---

① 本部分主要利用 2013 年流动人口卫生计生专项调查数据进行分析，故在此列出该
数据基本特征，2015 年流动人口动态监测调查中，女性流动人口基本特征在后面
分析时随表提供。

动人口 4800 人。从年龄上看，调查对象最小 17 岁，最大 50 岁，平均年龄 29.2（±4.78）岁，在对年龄进行分段后，发现 20~29 岁的女性最多，占比为 56.31%，20~39 岁的女性占 96.25%；对教育程度重新分类为四个等级（小学及以下、初中、高中、大学及以上），调查对象受教育程度普遍不高，初中文化程度者比例最高（48.65%）；女性流动人口以农业户口居多，占比高达 81.15%；从就业状况来看，在业人群较多（72.48%）；从子女数量来看，93.40% 的女性流动人口目前只有 1 个子女；从流动时间来看，流动时间 2~5 年的女性流动人口最多（48.46%）；从流动范围来看，跨省流动的女性较多，占比为 64.21%（具体见表 6.1）。

表 6.1　女性流动人口基本情况

人口学特征	取值	样本量	%
年龄① （岁）	<20	16	0.33
	20~29	2703	56.31
	30~39	1917	39.94
	≥40	164	3.42
教育程度	小学及以下	343	7.15
	初中	2335	48.65
	高中	1270	26.46
	大学及以上	852	17.75
户口	农业	3895	81.15
	非农业	905	18.85
就业状况	不在业	1321	27.52
	在业	3479	72.48
孩子数量	1 个	4483	93.40
	2 个	314	6.54
	3 个及以上	3	0.06

---

① 后续分析中，考虑每组调查对象数，将年龄分为 30 岁以下和 30 岁及以上两组。

续表

人口学特征	取值	样本量	%
流动时间（年）	≤1	723	15.06
	2~5	2326	48.46
	6~10	1243	25.90
	≥11	508	10.58
流动范围	跨省流动	3082	64.21
	省内流动	1718	35.79

数据来源："2013年流动人口卫生计生专项调查A卷"。

（二） 女性流动人口对计划生育免费服务的知晓情况

计划生育免费服务共设置7个问题，每个问题选择"听说过"判断为知晓，选择"未听说过"或"不清楚"判断为不知晓，所有问题都选择"听说过"则判断为总体知晓。由数据可知，女性流动人口对计划生育免费服务的整体知晓率很低，为16.02%，即只有16.02%的女性流动人口知道全部7项计划生育免费服务。各免费服务项目知晓情况差距较大，其中"产后免费获取避孕方法"服务知晓率最高，为85.25%；"免费5次产前检查"知晓率最低，为40.94%；其余知晓率较高的计划生育免费项目有"产后一周和42天免费访视""新生儿一周内和满月时免费访视"，这些免费项目的知晓率都达到了70%以上；而"农村孕产妇住院分娩补助"的知晓率低于50%。造成这些免费服务项目知晓率差距较大的原因与不同项目发布的时间及实施时间长短有一定关系，例如"产后免费获取避孕方法"这一免费项目自1986年便被国家确定，实行至今已有30余年，知晓率自然较高，但类似"免费5次产前检查"等项目则是在2011年的国家基本公共卫生服务项目规范中才被提出，它的普及和实行都需要一定的时间，因此知晓率较低。具体情况见表6.2和图6.1。

表 6.2　女性流动人口计划生育免费服务知晓情况

服务内容	样本量	%
产后免费获取避孕方法	4092	85.25
产后一周和 42 天免费访视	3560	74.17
新生儿一周内和满月时免费访视	3557	74.10
孕前免费优生健康检查	2948	61.42
免费领取叶酸	2577	53.69
农村孕产妇住院分娩补助	2293	47.77
免费 5 次产前检查	1965	40.94
总体知晓	769	16.02

数据来源："2013 年流动人口卫生计生专项调查 A 卷"。

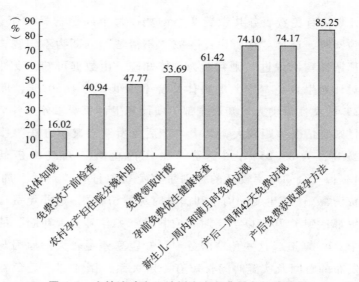

图 6.1　女性流动人口计划生育免费服务知晓情况

　　计划生育免费服务 7 个问题中，每答对 1 道题，得 1 分，全部答对共得 7 分，全部答错为 0 分。由结果可知，女性流动人口计划生育服务知识得分情况较好，平均得分 4.37 分，最低分数为 0 分，最高分数为 7 分，其中得分占比最高的为 5 分（18.75%），占比最低的为 0 分（2.92%），具体得分情况见表 6.3 和图 6.2。

表 6.3 女性流动人口计划生育免费服务得分情况

分数	样本量	%
0	140	2.92
1	283	5.90
2	442	9.21
3	638	13.29
4	870	18.13
5	900	18.75
6	758	15.79
7	769	16.02

数据来源:"2013 年流动人口卫生计生专项调查 A 卷"。

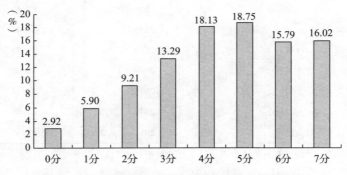

图 6.2 女性流动人口计划生育免费服务得分情况

(三)女性流动人口获取计划生育服务信息的途径

女性流动人口获取计划生育服务信息的途径较多,但主要依靠传统方式,如多从宣传栏、社区通告、同乡/朋友/家人/邻居这几个途径来获取,其中"宣传栏"这一途径占比高达 84.42%;而依靠现代传播方式获取计划生育服务信息的途径较少,如只有 54.71% 的女性流动人口依靠上网来获取信息(见表 6.4 和图 6.3)。

此外,流动人口由于居住不固定、缺少组织化、工作压力大等特点,她们接受计划生育服务信息的方式不同于固定居住的本地人群。如女性流动人口参加知识讲座的比例只有 43.42%,而依靠宣传栏、社区通告等及时、耗时短的途径的比例则要高得多。要进一步提高女性流动人口计划生育基本公共卫生服务的知晓率，必须针对女性流动人口自身的特点，进行有效、准确的服务宣传。在保持原有的传统宣传途径的基础上，加强新型传播方式的利用，依靠移动设备（电脑、手机）和互联网平台（网页、微信、微博）等，进一步拓展女性流动人口获取相关信息的途径，同时做好网络信息安全与质量的监控。

表 6.4 女性流动人口获取计划生育服务信息的途径（前 9 位）

途径	样本量	%
宣传栏	4052	84.42
社区通告	3671	76.48
张贴画	3006	62.63
同乡/朋友/家人/邻居	3286	68.46
电视	2922	60.88
医务人员	2608	54.33
上网	2626	54.71
杂志或报纸	2374	49.46
知识讲座	2084	43.42

数据来源："2013 年流动人口卫生计生专项调查 A 卷"。

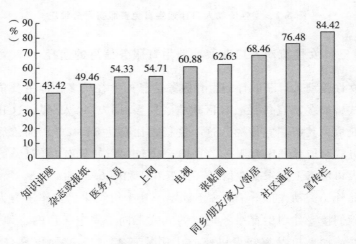

图 6.3 女性流动人口获取计划生育服务信息的途径（前 9 位）

二　女性流动人口计划生育服务利用情况

流动人口计划生育服务是指政府为流动人口提供的、用于满足流动人口实行计划生育需要、保障流动人口计划生育合法权益，以及为提高流动人口素质、促进统筹解决人口问题所必需的服务（陆亚芳，2015）。流动人口计划生育服务包含的主要内容有：孕前优生优育服务、孕产妇保健手册的建立、孕期产前检查服务、产后访视与避孕节育服务等。

（一）孕前优生优育服务

我国每年大量的新生儿出生缺陷严重影响着我国的人口质量，国家免费孕前优生健康项目是为降低出生缺陷发生风险、提高出生人口素质而提出的。[①] 孕前优生优育服务是妇幼保健的首要环节，目的在于预防遗传性疾病的发生。温家宝总理在 2010 年《政府工作报告》中明确要开展孕前优生健康检查试点，同年 3 月国务院批准了国家人口计生委与财政部同时上报的《国家免费孕前优生健康检查项目试点工作方案》。同年 4 月，国家人口计生委与财政部联合印发《国家免费孕前优生健康检查项目试点工作的通知》，正式启动第一批国家免费孕前优生健康检查项目试点工作，共 100 个试点县区，2011 年又启动 120 个试点。政府部门为育龄妇女提供的优生优育服务，如健康教育、医学检查、免费咨询服务和免费发放叶酸等，可以有效降低出生婴儿缺陷，提高妇幼保健水平和人口素质。

本部分主要关注女性流动人口孕前优生优育服务情况，主要包括孕前三个月居住地、服用叶酸情况。结果显示，女性流动人口对流入地孕前优生优育服务的需求增加，女性流动人口孕前与孕后服用叶酸的情况比较普遍，但孕期服用叶酸自费比重偏高。

1. 女性流动人口孕前三个月居住地以流入地为主，对流入地孕前优生优育服务需求增加

由调查结果得知，女性流动人口孕前三个月居住地在流入地

[①] 国家卫生计生委妇幼健康服务司，http://www.moh.gov.cn/fys/s3589/201307/4bad01a08a07468e87b583b28f082d53.shtml。

的比例（61.42%）远高于在老家的比例（31.23%）（见表 6.5），对于女性流动人口来说她们更依赖流入地的孕前优生优育服务，对流入地的孕前优生优育服务的需求大大增加。同时对于流入地来说，必须切实加强本地对于女性流动人口的孕前优生优育服务质量，才能保证女性流动人口在流入地的孕前优生优育服务需求得到满足。

表 6.5　女性流动人口孕前三个月居住地

孕前三个月居住地	样本量	%
在本地	2948	61.42
在老家	1499	31.23
在其他地区	353	7.35

数据来源："2013 年流动人口卫生计生专项调查 A 卷"。

2. 孕妇对服用叶酸的认可程度较高，但存在叶酸提供服务不到位的问题

我国女性育龄人口普遍体内叶酸水平较低，而孕前增补叶酸对提高我国出生人口素质具有重大意义。有研究表明，妇女在孕前 3 个月至孕期 3 个月每天增补 0.4 毫克叶酸可将出现生育神经管缺陷后代的风险降低 50%~70%（李艳华，2005）。

结果显示（见表 6.6、表 6.7），一方面，流动人口孕期前、后服用叶酸的比例为 67.27%，其中在孕前三个月服用叶酸的占据较大比例（52.42%），但仍有近 30% 的女性流动人口没有在孕期服用过叶酸，少量女性流动人口（2.63%）记不清自己是否服用过叶酸；另一方面，服用叶酸的女性仍以自费为主，女性流动人口孕期服用叶酸的自费比例（61.70%）远高于免费比例（34.28%），同时还有少量的女性流动人口（4.03%）不记得自己服用叶酸的付费情况。

分析发现，女性流动人口的孕前优生优育服务还需要进一步宣传与落实。首先，女性流动人口的叶酸服用率未达到 2010 年国家颁发的《增补叶酸预防神经管缺陷项目管理方案》中规定的叶酸服用率标

准（90%①）；其次，接近30%的女性流动人口未在孕期前后服用叶酸，既说明女性流动人口自身孕前保健意识还不够强，也反映了有关部门对于该服务落实的不到位；最后，女性流动人口自费比例超过一半则说明，女性流动人口虽然意识到服用叶酸的重要性，但在具体服务途径方面可能还存在一定盲区，不知道国家有免费领取叶酸的政策而自行解决，这提示有关部门需要加大该项服务政策的宣传力度。

表 6.6　女性流动人口孕前三个月服用叶酸情况

孕前三个月是否服用过叶酸	样本量	%
是，孕前服用过	2516	52.42
否，孕后服用过	713	14.85
未服用	1421	29.60
记不清	126	2.63
其他	24	0.50

数据来源："2013 年流动人口卫生计生专项调查 A 卷"。

表 6.7　女性流动人口孕期服用叶酸付费情况

付费方式	样本量	%
免费	1115	34.28
自费	2007	61.70
记不清	131	4.03

数据来源："2013 年流动人口卫生计生专项调查 A 卷"。

（二）孕期《孕产妇保健手册》的建立

《孕产妇保健手册》是国家保障孕产妇基本公共卫生服务的重要载体（王晖，2016），目的是加强对孕产妇的系统管理，提高

---

① 国家卫生计生委体制改革司，http://www.nhfpc.gov.cn/tigs/s9660/200906/facb102b5c5a471788f8b8a8eed09a31.shtml。

产科疾病防治质量，降低孕产妇死亡率、围生期死亡率以及病残儿出生率。《孕产妇保健手册》由孕妇居住地的乡镇卫生院、社区卫生服务中心或当地指定的医疗妇幼保健机构为其建立，孕产妇持手册到辖区乡镇卫生院、社区卫生服务中心和指定机构接受保健服务，每次服务完成后，保健医生在健康管理手册上登记服务情况及结果。《孕产妇保健手册》贯穿整个孕产妇保健服务过程，是妇幼保健服务的重要内容，对降低孕产妇死亡率、保障儿童身体健康起着重要作用。根据我国孕产妇系统保健管理的要求，孕妇应在停经 12 周内去规定的机构建立《孕产妇保健手册》。建立《孕产妇保健手册》是对孕产妇与胎儿的一种负责任的做法，是对胎儿与孕产妇整个怀孕过程身体状况最好的跟踪记录方式，是记录女性整个孕期、分娩期、产褥期及产后 42 天母婴健康检查情况的档案。

本部分分析女性流动人口建立《孕产妇保健手册》的情况，主要有孕期居住地、孕期建立手册时间和地点，以及未建册的原因。

1. 女性流动人口孕期主要在流入地，对流入地孕期保健服务需求增加

结果表明，女性流动人口孕期居住地在流入地（69.37%）的比例远高于在老家（30.62%）居住的比例；同时居住在流入地也在流入地分娩的比例（47.54%）也远高于其他情况（见表 6.8），说明女性流动人口对于流入地的孕期分娩服务需求增加，对流入地的孕期分娩服务提出了更高的要求。

表 6.8　女性流动人口孕期主要居住地

孕期主要居住地	样本量	%
主要在流入地，临分娩返乡	1048	21.83
主要在流入地，也在外地分娩	2282	47.54
主要在老家，也在老家分娩	1417	29.52
主要在老家，临分娩外出	53	1.10

数据来源："2013 年流动人口卫生计生专项调查 A 卷"。

2. 女性流动人口普遍建立《孕产妇保健手册》，地点主要在流入地

女性流动人口普遍建立了《孕产妇保健手册》，但仍有 9.15% 的女性流动人口未在孕期建册。女性流动人口在流入地建立《孕产妇保健手册》的比例为 51.73%，远高于在老家（31.71%）和在其他地区（4.13%）建册的比例，表明女性流动人口更倾向于在流入地进行建册。两地都建册的比例为 2.04%（见表 6.9），虽然比例不高，但仍会造成一定的资源浪费，并且还会给流动人口计划生育服务的管理带来一定的困难。

表 6.9　女性流动人口建立《孕产妇保健手册》情况

建立《孕产妇保健手册》情况	样本量	%
在流入地	2483	51.73
在老家	1522	31.71
在其他地区	198	4.13
两地都建了	98	2.04
未建册	439	9.15
记不清	60	1.25

数据来源："2013 流动人口卫生计生专项调查 A 卷"。

3. 不知道有该服务和保健意识不强是未建册的主要原因

数据表明，在未建册的女性流动人口中，有 37.15% 不知道需要建立《孕产妇保健手册》，说明国家对于建立《孕产妇保健手册》的宣传力度还不够；同时仍有 22.29% 的女性流动人口认为没有必要建立《孕产妇保健手册》（见表 6.10），反映了相当一部分女性流动人口对孕期建立《孕产妇保健手册》重视度不够。提示我们一方面要加大宣传力度，提高服务对象对各项服务的知晓情况和重视程度；另一方面也要加强教育，提高服务对象的健康意识，使其能积极主动地接受相关服务。

表 6.10　女性流动人口未建册原因

未建册原因	样本量	%
不知道需要建册	185	37.15

续表

未建册原因	样本量	%
没必要建册	111	22.29
服务机构没有要求	64	12.85
收费	5	1.00
其他	59	11.85
说不清	74	14.86

数据来源："2013 年流动人口卫生计生专项调查 A 卷"。

4. 建立《孕产妇保健手册》不及时

根据《国家基本公共卫生服务规范（第三版)》的规定，① 应在孕 13 周（3 个月）前为孕妇建立孕产妇保健手册，而只有 61.64% 的流动人口能在 3 个月内建立《孕产妇保健手册》（见表 6.11），一方面反映了有关部门为孕妇建立保健手册工作开展得不全面、不到位；另一方面也反映了孕产妇可能存在的服务知晓不清、重视程度不高等问题。

表 6.11　女性流动人口建立《孕产妇保健手册》时间

时间（月）	样本量	%	累积百分比（%）
1	74	1.72	1.72
2	369	8.58	10.30
3	2208	51.34	61.64
4	523	12.16	73.80
5	185	4.30	78.10
6	100	2.33	80.43
≥7	842	19.57	100.00

数据来源："2013 年流动人口卫生计生专项调查 A 卷"。

---

① 国家卫计委，http://www.nhfpc.gov.cn/jws/s3578/201703/d20c37e23e1f4c7db7b8e25 f34473e1b.shtml。

（三）孕期产前检查服务

孕期产前检查是指为妊娠期妇女提供一系列医疗和护理的建议与措施，包括初次产前检查、孕中期产前检查以及孕后期产前检查。产前检查的目的包括确定孕龄、确定孕妇和胎儿的健康状况、发现高危孕妇并及时干预、制订孕期保健计划、获得良好的妊娠结局。产前检查是贯彻以预防为主的卫生工作方针、保障孕妇安全分娩和促进胎儿健康的必要措施（张勤，2008）。《孕产妇保健工作管理办法》规定，孕期应当至少检查 5 次。其中孕早期至少进行 1 次，孕中期至少 2 次，孕晚期至少 2 次，发现异常者应当酌情增加检查次数。①

本部分关注女性流动人口在孕期的产前检查服务情况，具体包括：产检次数、免费产检次数、首次产检时间及未做产前检查的原因。

1. 孕期产检得到普遍重视，但免费产检比例不高

数据结果表明（见表 6.12），未做过孕期产检的女性流动人口只占 0.98%，做过五次以上孕期产检的女性流动人口占比最高，为 63.50%，同时，94.24% 的孕妇在 5 个月之内完成首次产前检查，为有效保护孕妇身体健康和胎儿正常生长发育提供了保证。说明女性流动人口对于孕期产检服务普遍重视；但免费产检次数达到五次及以上的却只有 11.88%，暴露了免费产前检查服务管理上的不足，需要进一步加强免费产前检查服务在流动人口中的落实。

2. 加强宣传教育，进一步提高服务可及性

在具体的未产检原因中，"太忙没时间"占比为 17.76%，而"说不清"，高达 49.53%，一定程度上反映了她们对于产前检查重要性的认识不够；除此之外，收费太高、路途太远、不知道在哪儿做也是未产检的相关原因。以上原因对有关服务部门针对女性流动人口产

---

① 国家卫计委，http://www.nhfpc.gov.cn/zwgk/glgf/201306/61f0bee3af344623a566ab099fffbf34.shtml。

前检查的宣传教育提出了更高的要求。

表 6.12　女性流动人口产前检查情况

产前检查情况	分类	样本量	%	累计频率
产检次数	1～2 次	215	4.48	4.48
	3～4 次	879	18.31	22.79
	5 次	444	9.25	32.04
	5 次以上	3048	63.50	95.54
	未做过	47	0.98	96.52
	记不清	167	3.48	100.00
免费产检次数	1～2 次	647	14.11	14.11
	3～4 次	481	10.49	24.6
	5 次	139	3.03	27.63
	5 次以上	406	8.85	36.48
	未做过	2325	50.70	87.18
	记不清	588	12.82	100.00
首次产检时间	怀孕后 3 个月内	3157	68.84	68.84
	怀孕 3～5 个月	1165	25.40	94.24
	怀孕 6 个月	107	2.33	96.57
	怀孕 6 个月以上	62	1.35	97.92
	不清楚	95	2.08	100.00
未产检原因	收费太高	6	2.80	2.8
	不知道在哪儿做	10	4.67	7.47
	太忙没时间	38	17.76	25.23
	路途较远	1	0.47	25.7
	其他	53	24.77	50.47
	说不清	106	49.53	100.00

数据来源："2013 年流动人口卫生计生专项调查 A 卷"。

　　总体而言，女性流动人口孕前产检服务落实情况较好，但免费产检服务状况较差，服务可及性是制约女性流动人口接受产检的主要原因。有关部门应加大宣传力度，提高免费产检服务的知晓率，同时需

进一步优化女性流动人口的孕前检查服务程序，最大程度为女性流动
人口接受孕期产前检查提供便利。

（四）产后访视与避孕节育服务

产后访视是指基层医生在产妇分娩后 3～7 天内，到产妇家中进
行的第一次产后家庭访视，医生为产妇和新生儿进行查体、健康咨询
和指导。通过访视可以了解产妇的一般情况，也可以早期发现产褥期
感染，达到早治疗、早康复的目的。[①] 产后访视是做好围产期保健的
重要工作内容。

在避孕节育服务方面，女性流动人口可以就近在计划生育技术服
务机构，享受国家规定的避孕节育免费技术服务项目和计划生育、生
殖健康检查，在计生服务机构、社区服务点、居住点免费领取避孕药
具。本部分关注女性流动人口分娩地点选择以及避孕节育服务情况。

1. 老家是分娩地点的主要选择，无人照顾是未在流入地分娩的主
要原因

女性流动人口多以老家（50.50%）为分娩地点，其次是在流入
地（45.58%）进行分娩。在未在流入地分娩的主要原因中，有
53.91%的女性流动人口觉得是在老家或其他地区有人照顾，而觉得
流入地分娩费用较高的只占到了 4.82%。说明照料资源仍是制约女性
流动人口选择分娩地点的主要因素（见表 6.13）。

2. 女性流动人口的生育保险落实有待进一步提高

由分娩费用报销分析结果可知，完全自费的分娩费用占据较大比
例（48.75%），其次是部分新农合报销（23.77%）和部分生育保险
报销（19.38%）。女性相关生育保险补助政策虽然调整了住院分娩实
际补偿率，但较高的自付费说明生育保险补助等政策仍未减轻女性流
动人口的生育成本和经济负担，其中原因可能在于相关生育保险政策
的宣传力度与落实状况不理想，女性流动人口未获得与报销相关的知

---

① 国家卫生计生委基层卫生司，http://www.nhfpc.gov.cn/jws/qta/201408/324e6b2123
e64862829367b6c6515de7.shtml。

识和手段，也可能在于相关报销手续过于烦琐、报销门槛较高、报销比例过低，限制了女性流动人口的报销动机。有关部门在加强政策宣教的同时，还应进一步提高报销水平，优化报销程序，增强流动人口生育保险的可及性。具体情况见表 6.13。

表 6.13　女性流动人口分娩服务情况

分娩情况	分类	样本量	%
分娩地点	在流入地	2188	45.58
	在老家	2424	50.50
	在其他地区	188	3.92
未在本地分娩原因	当时在老家或其他地区	823	31.51
	在老家或其他地区能够报销	205	7.85
	在老家或其他地区有人照顾	1408	53.91
	在流入地分娩费用高	126	4.82
	其他	50	1.91
分娩费用报销	全部自费	2340	48.75
	部分生育保险报销	930	19.38
	部分新农合报销	1141	23.77
	享受农村孕产妇住院分娩补助	253	5.27
	其他	136	2.84

数据来源："2013 年流动人口卫生计生专项调查 A 卷"。

3. 产后访视工作开展良好

由数据可知（见表 6.14），孕产妇与新生儿产后一周访视（69.52%）与产后一个月（64.60%）访视状况良好。产后一周访视是由服务人员到家来完成，该项服务在实际过程中执行情况较好，反映了该服务落实到位，切实保障了孕产妇与新生儿产后一周的健康查护。而产后一个月访视则需要产妇到卫生服务机构主动接受服务，该项服务执行情况较好（64.60%），一方面反映了产妇对该服务的重视程度，另一方面也反映了服务提供方提供服务的便利程度。

表 6.14　女性流动人口产后访视情况

产后访视	分类	样本量	%
产后一周内访视	是	3337	69.52
	否	1032	21.50
	记不清	431	8.98
产后一个月访视	是	3101	64.60
	否	1254	26.13
	记不清	445	9.27

数据来源："2013 年流动人口卫生计生专项调查 A 卷"。

4. 女性流动人口产后能较好地进行避孕，但开始避孕时间滞后

研究结果表明（见表 6.15），女性流动人口产后能够较好地采取避孕措施，未采取任何避孕措施的只占 4.69%。但在避孕时间的选择上滞后，存在意外怀孕的风险。一般来说在分娩后的第三个星期开始，女性就有怀孕的可能性了，它比产后的第一次月经要来得更早，所以要及时地采取一定的避孕措施。分析结果显示，女性流动人口在产后一个月以内采取避孕措施的只有 20.08%，在产后三个月内采取避孕措施的女性流动人口只占到 55.66%，有近一半的女性流动人口采取避孕措施是在产后半年以上，这就提高了其意外怀孕的风险。而若再次怀孕，则容易发生营养匮乏甚至子宫出血等情况，给女性流动人口的生理、心理健康带来巨大的不良影响。

避孕套（55.98%）和宫内节育器（30.90%）是女性流动人口产后采用的主要避孕方法，说明计生部门的避孕节育服务工作开展情况良好，在普及女性流动人口采取避孕行为方面发挥了重要作用。但仍有 4.69% 的女性流动人口未采取任何避孕方法，反映出该部分女性流动人口对于产后避孕的重要性和必要性没有足够的认识和重视，或对相关的产后避孕知识存在误区。鉴于此，相关部门还应进一步加强产后避孕方法及避孕知识的宣传教育。

表 6.15　女性流动人口避孕节育服务情况

避孕节育服务	分类	样本量	%	累计频率
产后多久 采用避孕①	产后不久	234	5.11	5.11
	产后 1 个月	685	14.97	20.08
	产后 1～3 个月	1628	35.58	55.66
	产后 4～6 个月	1378	30.12	85.78
	产后 7～12 个月	564	12.33	98.11
	其他	86	1.89	100.00
产后采用的 避孕方法②	女性绝育	260	5.42	—
	宫内节育器	1483	30.90	—
	避孕套	2687	55.98	—
	未避孕	225	4.69	—

数据来源："2013 年流动人口卫生计生专项调查 A 卷"。
注：①缺失样本 255 例；②缺失样本 145 例。

（五）女性流动人口计划生育技术服务利用

2001 年 12 月卫生部发布的《计划生育技术服务管理条例实施细则》规定，计划生育技术服务是指使用手术、药物、工具、仪器、信息及其他技术手段，有目的地向育龄公民提供生育调节及其他有关的生殖保健服务的活动，包括计划生育技术指导、咨询以及与计划生育有关的临床医疗服务。2013 年，国家卫生和计划生育委员会进一步修订了计划生育技术服务相关事项，并增加了"提供避孕药具"这一项。

计划生育技术服务是女性避孕节育的手段，但即使使用了避孕工具或是接受了节育手术也不代表避孕节育就一定成功，尤其是女性流动人口，由于保健知识相对欠缺，很容易出现避孕失败。因此做好女性流动人口计划生育技术服务至关重要，不仅可以促进流动女性保健意识的提升，也可以降低女性流动人口的人工流产率。

本部分研究利用 2015 年流动人口动态监测调查数据，分析女性流动人口的计划生育技术服务利用情况及费用支付情况，其中计划生育技术服务包括孕/环情检查、避孕套/药发放、人工流产、上环手术、取环手术。

1. 女性流动人口接受的计划生育技术服务以"孕/环情检查"和
"避孕套/药发放"服务为主

2015 年流动人口动态监测共调查 193125 人，其中女性 90616 人，
15～59 岁女性流动人口 88769 人。[①] 分析发现女性流动人口接受的计
划生育技术服务主要是"孕/环情检查"和"避孕套/药发放"（见表
6.16）。

表 6.16　女性流动人口接受计划生育技术服务情况

服务项目	样本量	%
孕/环情检查	37273	41.99
避孕套/药发放	19074	21.49
人工流产	244	0.27
上环手术	1092	1.23
取环手术	228	0.26

数据来源：2015 年"全国流动人口动态监测调查"。

2. 免费接受计划生育技术服务比例较高

由数据结果可知（见表 6.17），在所有的计划生育技术服务收费
情况中，全部直接免费比例最高的是"孕/环情检查"（90.92%）和
"避孕套/药发放"（85.34%）服务。分析其原因，一方面，这两种
服务可及性及便利性较好，在女性流动人口中使用率最高，因而女性
流动人口对其服务相关信息的知晓情况较好；另一方面与国家在这两
项服务的宣传和投入上力度较大有关。

女性流动人口获得的计划生育技术服务以孕/环情检查、避孕套/
药发放为主，这些服务也是免费比例最高的几项服务，侧面反映了对
于女性流动人口而言，服务费用可能是影响其获取相关计划生育技术
服务的主要原因。

---

① 该人数作为计算计划生育技术服务利用情况的分母。

表 6.17　女性流动人口免费接受计划生育技术服务情况

服务项目	%
孕/环情检查	90.92
避孕套/药发放	85.34
人工流产	30.86
上环手术	55.80
取环手术	51.67

数据来源：2015 年"全国流动人口动态监测调查"。

三　女性流动人口计划生育服务满意度分析

满意度是一种心理状态，是服务使用者的需求被满足后的愉悦感，是对产品或服务的事前期望与实际使用产品或服务后所得到实际感受的相对关系。女性流动人口对计划生育服务的满意度评价反映了流动人口在接受服务时的心理状态，或需求被满足的状态。对女性流动人口计划生育服务的满意度进行分析，有助于推动计划生育优质服务工作的开展。

（一）女性流动人口计划生育服务满意度较高

关于女性流动人口对于计划生育服务满意度本部分主要从"孕前优生优育""孕期产前检查""产后访视""产后避孕节育"四个方面进行评价。每个项目选择"满意"判定为对该服务项目满意，所有四个项目都选择"满意"则判断为总体满意。

女性流动人口对于计划生育服务的满意度较好，以上四项服务的满意度均超过85%，其中对"产后避孕节育"的满意度高达91.69%。对所有项目都满意的总体满意度也达到了24.6%（见表6.18）。说明在女性流动人口中开展计划生育服务效果很好，能很好地满足女性流动人口对该类服务的需求。

表 6.18　女性流动人口计划生育服务满意度分析

计划生育服务内容	样本量	%
产后避孕节育	3044	91.69
孕期产前检查	2711	88.05
孕前优生优育	1819	87.58
产后访视	2062	87.48
总体满意	1181	24.60

数据来源："2013 年流动人口卫生计生专项调查 A 卷"。

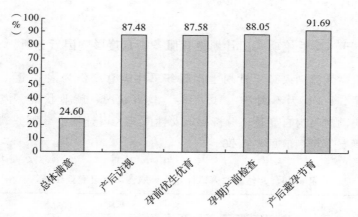

图 6.4　女性流动人口计划生育服务满意度

（二）流动人口计划生育服务态度有待进一步提高

在女性流动人口对计划生育服务不满意的原因中，"服务人员态度"一项占比最高，为 48.33%（见表 6.19）。计划生育服务态度体现了服务提供人员在整个服务过程中的认真负责程度及对女性流动人口的尊重程度。女性流动人口对服务态度不满意说明服务态度较差，反映了服务人员提供计划生育服务时的不负责、不认真、不尊重，将会给计划生育工作的顺利落实产生负面作用，最终影响女性流动人口对计划生育服务的利用。除此之外，女性流动人口对服务管理程序、项目收费、距离、环境及技术也存在一定程度的不满。

表 6.19   女性流动人口对计划生育服务不满意主要原因

服务不满意原因	样本量	%
服务人员态度	29	48.33
服务管理程序	21	35.00
服务项目收费	20	33.33
服务机构距离	17	28.33
服务机构环境	14	23.33
服务人员技术	13	21.67

数据来源："2013 年流动人口卫生计生专项调查 A 卷"。

(三) 女性流动人口计划生育服务满意度影响因素分析

以女性流动人口对计划生育服务总体满意度作为因变量（$Y = 1$ 为满意，$Y = 0$ 为不满意），以年龄、教育状况、就业状况、流动范围、流动时间为自变量，分析影响女性流动人口计划生育服务满意度的因素。变量赋值见表 6.20。

表 6.20   女性流动人口计划生育服务满意度变量赋值

变量	赋值
满意度	0 = 不满意，1 = 满意
年龄（岁）	1 = <30，2 = ≥30
教育程度	1 = 小学及以下，2 = 初中，3 = 高中/大专，4 = 大学及以上
就业状况	0 = 不在业，1 = 在业
流动范围	1 = 跨省流动，2 = 省内流动
流动时间（年）	1 = ≤1，2 = 2 ~ 5，3 = 6 ~ 10，4 = ≥11

1. 不同特征女性流动人口服务满意度比较

不同特征的女性流动人口对计划生育服务的满意度不同（见表 6.21）。不同教育程度、流动时间和就业状态的女性流动人口，其对计划生育服务的满意度有差别。具体来看，教育程度较高的女性流动人口，对计划生育服务的满意度高于教育程度较低的女性流动人口；流动时间较长的女性流动人口对计划生育服务的满意度高于流动时间较短的女性流动人口；在业的女性流动人口对计划生育服务的满意度高于不在业的女性流动人口（p < 0.05）。不同流动范围和不同年龄的女性流动人口，其计划生育服务满意度差别无统计学意义（p > 0.05）。

表 6.21　不同特征女性流动人口计划生育服务满意度比较

变量	取值	样本量	%	χ^2 值	p 值
年龄（岁）	< 30	644	23.69	2.85	0.09
	≥30	537	25.80		
教育程度	小学及以下	48	13.99	86.19	< 0.01
	初中	509	21.90		
	高中/大专	321	25.28		
	大学及以上	303	35.56		
就业状况	不在业	298	22.56	4.11	0.04
	在业	883	25.38		
流动范围	跨省流动	758	24.59	0.00	0.98
	省内流动	423	24.62		
流动时间（年）	≤1	72	9.96	143.81	< 0.01
	2 ~ 5	541	23.26		
	6 ~ 10	404	32.50		
	≥11	164	32.28		

数据来源："2013 年流动人口卫生计生专项调查 A 卷"。

2. 女性流动人口服务满意度多因素分析

多因素 Logistic 回归分析结果显示（见表 6.22）：年龄、就业状况、流动范围对女性流动人口计划生育服务满意度的影响无统计学意义（p > 0.05）。教育状况和流动时间对女性流动人口计划生育服务满意度有影响，具有统计学意义（p < 0.05），高中及以上文化程度、流动时间较长的女性流动人口，其对计划生育服务的满意度高于小学及以下文化程度、流动时间较短的女性流动人口。

表 6.22　女性流动人口服务满意度多因素分析

变量	取值	p 值	OR 值	95% CI	
年龄（岁）	<30				
	≥30	0.96	1.00	0.87	1.15
教育程度	小学及以下				
	初中	0.42	1.92	1.39	2.66
	高中/大专	0.03	2.323	1.65	3.25
	大学及以上	<0.01	3.74	2.64	5.24
就业状况	不在业				
	在业	0.75	1.02	0.87	1.19
流动时间（年）	≤1				
	2~5	0.86	2.75	2.11	3.58
	6~10	<0.01	4.32	3.28	5.68
	≥11	<0.01	4.63	3.38	6.34
流动范围	跨省流动				
	省内流动	0.88	0.99	0.85	1.124

数据来源："2013 年流动人口卫生计生专项调查 A 卷"。

四　女性流动人口计划生育服务利用影响因素分析

本部分以"孕前优生优育""孕期产前检查""产后访视""产后避孕节育"四项服务利用作为判断女性流动人口利用计划生育服务的依据，只要接受过以上服务中的一种即判断为"利用（$Y = 1$）"，否则为"未利用（$Y = 0$）"，以其作为因变量，分析不同特征女性流动人口计划生育服务利用间的差异及影响女性流动人口计划生育服务利用的影响因素。变量定义及赋值情况见表 6.23。

表 6.23　女性流动人口计划生育服务利用变量定义

变量	赋值说明
年龄（岁）	1 = <30, 2 = ≥30
知晓服务	1 = 不知晓, 2 = 知晓

续表

变量	赋值说明
就业状况	1＝未在业，2＝在业
教育程度	1＝小学及以下，2＝初中，3＝高中/大专，4＝大学及以上
流动时间（年）	1＝≤1，2＝2～5，3＝6～10，4＝≥11
流动范围	1＝跨省流动，2＝省内流动
计划生育服务利用	0＝未利用，1＝利用

1. 不同特征女性流动人口计划生育服务利用比较

不同特征的女性流动人口对计划生育服务的利用情况不同（见表6.24），不同教育程度、就业状况、流动时间和服务知晓情况的女性流动人口，其对计划生育服务利用有差别（$p < 0.05$）。受教育程度越高的女性流动人口，其计划生育服务利用水平越高；在业流动女性对计划生育服务的利用水平高于不在业流动女性；流动时间越长，流动女性对于计划生育服务的利用率越高；相对于不知晓计划生育服务的流动女性，知晓计划生育服务的流动女性对计划生育服务的利用率较高。不同流动范围和不同年龄的女性流动人口，其计划生育服务利用差别无统计学意义（$p > 0.05$）。

表 6.24　女性流动人口计划生育服务利用比较

变量	取值	样本量	%	χ^2值	p 值
年龄（岁）	＜30	835	30.71	1.62	0.20
	≥30	675	32.44		
教育程度	小学及以下	69	20.12	75.24	＜0.01
	初中	673	28.82		
	高中/大专	407	32.05		
	大学及以上	361	42.37		
就业状况	不在业	387	29.30	3.95	0.04
	在业	1123	32.28		
流动范围	跨省流动	991	32.15	1.93	0.16
	省内流动	519	30.21		

续表

变量	取值	样本量	%	χ^2值	p 值
服务知晓	不知晓	1222	30.32	15.25	<0.01
	知晓	288	37.45		
流动时间（年）	≤1	105	14.52	171.02	<0.01
	2~5	690	29.66		
	6~10	507	40.79		
	≥11	208	40.94		

数据来源："2013 年流动人口卫生计生专项调查 A 卷"。

2. 女性流动人口计划生育服务利用多因素分析

以计划生育服务利用为因变量（$Y=1$ 为利用，$Y=0$ 为未利用），采用多因素 Logistic 回归分析影响女性流动人口卫生服务利用的因素。结果显示（见表 6.25），对女性流动人口计划生育服务利用有影响的因素主要有教育状况、服务知晓情况、流动时间和流动范围（$p < 0.05$）。文化程度较高、流动时间较长、跨省流动以及知晓计划生育服务内容的女性流动人口，其对计划生育服务的利用情况较好；年龄、就业状况对女性流动人口计划生育服务利用的影响无统计学意义（$p > 0.05$）。

表 6.25　女性流动人口计划生育服务利用多因素分析

变量	取值	p 值	OR 值	95% CI	
年龄（岁）	<30				
	≥30	0.54	0.96	0.84	1.09
教育程度	小学及以下				
	初中	0.41	1.75	1.32	2.33
	高中/大专	0.11	2.02	1.50	2.73
	大学及以上	<0.01	3.18	2.35	4.31
就业状况	不在业				
	在业	0.82	1.02	0.88	1.17
流动时间（年）	≤1				
	2~5	0.46	2.75	2.05	3.23

续表

变量	取值	p 值	OR 值	95% CI	
流动时间（年）	6 ~ 10	< 0.01	4.26	3.35	5.42
	≥11	< 0.01	4.65	3.51	6.16
服务知晓	不知晓				
	知晓	< 0.01	1.59	1.34	1.89
流动范围	跨省流动				
	省内流动	0.01	0.84	0.85	0.96

数据来源："2013 年流动人口卫生计生专项调查 A 卷"。

第三节　讨论与建议

一　讨论

（一）女性流动人口计划生育服务总体知晓率偏低，各服务项目知晓率参差不齐

虽然女性流动人口对部分计划生育服务知晓率较高，但女性流动人口对计划生育服务的总体知晓率还偏低，同时由于各计划生育服务政策出台、宣传、落实的时间和力度不同，不同服务项目的知晓率相差甚远，知晓率最高与最低的项目相差两倍之多。

总体知晓率较低和各项目知晓率参差不齐，导致女性流动人口不能全面认识、重视并利用计划生育服务，影响了计划生育服务的有效、全面推进和落实。如一些需要女性流动人口主动、及时开展的孕产期保健工作，因为流动女性不知情未能得到有效落实，则会对女性流动人口带来较为严重的健康隐患。对于一些国家计划生育免费项目，女性流动人口若不知情，则会自费购买相关服务，会给女性流动人口带来一定的经济负担。因此有关部门应进一步加强计划生育服务的宣传工作，提高女性流动人口对计划生育服务的知晓率，提高女性流动人口对计划生育服务的重视程度，促进其对计划生育服务的有效利用。

（二）女性流动人口接受计划生育服务呈现本地化趋势，对流入地计划生育服务提出了更高的要求

大多数的女性流动人口选择了在流入地接受计划生育服务，如：更多地依赖流入地的孕前优生优育服务，更多地选择在流入地建立《孕产妇保健手册》，更多地在流入地进行分娩。女性流动人口接受计划生育服务呈现本地化趋势，与流动女性在流入地的计划生育服务需求的增加互为因果，而且对流入地的计划生育工作提出了更高的要求。

在研究中还发现，女性流动人口对计划生育服务不满意的主要原因是"服务态度不好"；同时服务程序烦琐、可及性差等原因，也影响了女性流动人口对计划生育服务的接受和体验。因此，流入地的有关部门应当提高自身服务质量，加强女性流动人口计划生育服务的可及性，切实满足流动女性的计划生育服务需求，提高女性流动人口的计划生育服务均等化水平。

（三）女性流动人口接受计划生育服务总体水平尚可，但免费接受服务水平需进一步提高

女性流动人口对于计划生育服务有一定的认识，并且接受计划生育服务的总体水平良好。但仍有相当一部分女性流动人口选择付费购买免费计划生育服务。其中的原因，一方面在于女性流动人口不知道可以免费获取相关计划生育服务；另一方面在于，某些计划生育服务报销政策不完善，或报销的门槛过高、比例过低、受户籍限制等，对女性流动人口服务利用造成不便。

因而有关部门应在进一步加强政策宣传的同时，进一步完善计划生育服务政策，确保流动人口计划生育服务的可及性。

（四）有关部门服务开展落实不到位及流动人口主观健康意识薄弱是未接受计划生育服务的主要原因

研究结果表明仍有部分女性流动人口未接受过孕前优生优育、产后访视等计划生育服务，"没时间"与"说不清"是其未接受服务的最主要原因。未接受计划生育服务，一方面暴露出相关部门服务宣教的不足与服务落实不到位；另一方面则反映了女性流动人口健康意识薄弱，没有认识到"防病于未然"与计划生育服务的重要性。

部分女性流动人口不重视孕前优生准备、孕中检查及孕后节育访视等计划生育服务，健康意识薄弱，又加之不熟悉服务流程等原因，影响了女性流动人口持续、有效、完整地接受计划生育服务。有关部门应开展女性流动人口的计划生育服务健康教育，提高女性流动人口对计划生育服务的知晓率并使她们认识到计划生育服务的重要性，以促进女性流动人口对各项计划生育服务的有效利用。

二　建议

（一）加强宣传教育，提高女性流动人口对计划生育服务的知晓率和利用率

对服务知晓与否会对服务利用产生影响，知晓服务的女性流动人口其服务利用率也高，所以应该从提高服务知晓率入手，通过加大计划生育服务宣传力度，提高女性流动人口的服务知晓率，进而促进其对计划生育服务的合理利用。

（二）加强流出地、流入地计划生育双向管理，提高流入地服务质量

研究发现，对于女性流动人口的计划生育服务管理还存在不足。部分女性流动人口存在在流出地与流入地同时接受服务的现象。两地接受服务，不仅对资源造成一定程度的浪费，也给服务管理带来一定的难度。应该加强流出地与流入地的双向管理，一方面要做好计划生育服务的衔接工作，保证在流出地的相关生育记录和证明以及其他手册的建立能够实行"随人流动"；另一方面要做好财政转移支付的衔接，做好流入地和流出地的信息互通与服务费用结算。实现流动人口的动态管理（赖昕，2012），从而避免对流动人口的反复询问、反复确认等复杂过程，实现管理的便捷快速化。

而在服务质量方面，流入地应改善服务态度，提高服务水平，同时优化计划生育服务程序，最大限度地为女性流动人口接受服务提供便利。

（三）开展符合女性流动人口的健康教育，提高健康意识

女性流动人口多为育龄妇女，但不同年龄段的女性流动人口其面临的主要卫生问题不完全相同，其需求的计划生育服务内容也不完全一致。应对不同年龄段的女性流动人口选择不同的宣传方式与宣传内容。如对于年龄较轻、处于婚恋和生理需求旺盛期的人群，社区、计划生育部门应给她们提供性和生殖健康方面的知识和信息；而对于已婚育龄妇女，可以针对她们的需求进一步宣传生殖保健、避孕节育等内容。

在健康教育的途径方面，可以借助医院、医疗卫生机构在进行免费药具发放时提供专业咨询服务，同时兼顾传统与新媒体，开展流动女性健康教育。传统教育方式方面，要继续深入社区和街道，尤其是流动女性聚集地，通过宣传栏、广播等途径进行健康教育；新型教育方式方面，要充分利用互联网，通过手机、电脑等载体，在微信、微博等流动女性关注度较高的平台上进行健康教育，以实现对流动女性及时、有效、全面的健康教育。

第七章 0~6岁流动儿童预防接种与 健康管理服务利用

第一节 引言

一 研究背景及意义

根据 2010 年我国第六次人口普查数据和 2005 年 1% 全国人口抽样调查数据，2005~2010 年，我国平均每年新增流动儿童数量超过 200 万。截至 2010 年 11 月，全国 1~17 岁流动儿童规模达到 3581 万。其中，2010 年我国学前流动儿童（0~5 岁）占全国同龄儿童的百分比为 9.95%，规模达 899 万，与 2005 年相比规模增加了 203 万。随着近年来流动人口家庭化迁移的发展，低龄儿童的随迁趋势愈加明显，低龄流动儿童群体亟须得到社会的重视和关注。

其中，流动儿童群体的健康问题应该成为首要的关注内容。有研究发现，与户籍儿童相比，流动儿童患有多种营养性疾病的比例、上呼吸道感染发病率、两周腹泻罹患率、手足口病患病率都显著偏高（高春梅和杜亚平，2013；贺天锋等，2013）。这可能与流动儿童家庭普遍较差的生活环境相关，流动儿童的健康状况堪忧。与此同时，基于流动性和社会适应、社会融合等问题，流动儿童的卫生服务利用水平偏低，例如，60% 的流动儿童从未接受过新生儿访视，将近 1/4 从未接受过体检（倪泽敏和韩仁锋，2010），远低于国家对应的服务项目覆盖率，这进一步阻碍了流动儿童的健康发展。总的来说，流动儿童感染性疾病等疾病的发生率较高，但难以享受到应有的健康管理服务。

在国家规定的基本公共卫生服务中，预防接种和儿童健康管理是针对儿童群体的主要卫生服务内容。儿童群体一直是基本公共卫生服务政策关注的重点人群，从 2011 年起，儿童保健管理人群由原来的 0～3 岁儿童改为 0～6 岁儿童，近年来有关部门也不断地为其增加服务内容。为流动儿童提供预防接种和儿童健康管理服务，是保障流动儿童基本健康权益、使他们享受均等化公共卫生医疗服务的基础环节和重要措施。一方面，婴幼儿的免疫系统尚未发育完善，对疾病的抵抗能力相对薄弱，按时进行适龄疫苗的接种是预防和控制儿童易感传染病最经济、最有效的手段。另一方面，儿童健康管理能记录儿童从出生开始的生命体征变化、生长发育情况和各自健康状况，不仅能够帮助父母了解子女的生长发育状况，及时对生长发育不良的儿童采取补充营养等有效改善措施，也能为有关部门提供儿童营养和健康监测的基础数据，为进一步促进儿童健康发展的相关研究提供资料。由此可见，预防接种和儿童健康管理项目具有重大的积极作用，对改善流动儿童健康状况更是具有现实意义。

据此，本研究将以 2013 年流动人口卫生计生基本公共服务专项调查数据为基础，基于我国 0～6 岁流动儿童预防接种和健康管理的现状，探讨其存在的问题及影响因素，进而为提高流动儿童预防接种和健康管理服务的利用情况、提高流动儿童的健康保健水平提出合理可行的建议。

二 资料与方法

数据来源：本次研究所用数据主要来自国家卫生和计划生育委员会 "2013 年流动人口卫生计生基本公共服务专项调查 A 卷" 数据。

调查对象：本次调查对象为在本地居住六个月及以上、非本区（县、市）户口、携有亲生 0～6 岁孩子的已婚女性流动人口（孩子 2013 年 8 月年龄为 0～6 周岁，即 2006 年 9 月至 2013 年 8 月间出生），共调查 4800 人，对应流动儿童样本总量为 5120 人。

调查内容：本次调查内容包括调查对象基本信息、卫生计生基本公共服务利用情况、相关信息及获取途径。本研究使用的调查内容主要有：基本信息中流动儿童家长和儿童的出生年月、教育程度、户口、就业状况、居住地、流动范围、流入本地时间等信息；卫生计生基本公共服务利用情况中关于0~6岁儿童预防接种和健康管理服务的内容，包括流动儿童建立《0-6岁儿童保健手册》的地点和方式、未建册的原因、建立"预防接种卡"的地点、接种适龄疫苗的情况、未接种的原因以及接受适龄免费生长发育检查的情况。

调查范围：调查地点的选取兼顾前六大流入人口大省（市），东、中、西部流动人口较集中地区。选取调查地点为：北京市朝阳区、天津市滨海新区、辽宁省大连市（西岗区、金州区）、上海市浦东新区、江苏省南京市（秦淮区、鼓楼区、江宁区、浦口区）、浙江省嘉兴市（秀洲区、桐乡市）、福建省厦门市（思明区、湖里区）、山东省青岛市（李沧区、开发区）、河南省郑州市（管城区、二七区）、广东省东莞市、重庆市九龙坡区、四川省成都市（锦江区、武侯区、温江区、双流县）。采取典型抽样方法选取调查对象。

研究方法：采用 SAS 软件进行数据处理及统计分析。采用描述性统计分析方法对流动儿童及其家庭的基本情况、流动儿童建立"预防接种卡"的情况、接种适龄免费疫苗的情况、未接种的原因、建立《0-6岁儿童保健手册》的情况、流动儿童接受适龄免费生长发育检查的情况进行分析。其中，有关流动儿童重复建立"预防接种卡"、接受所有免费适龄疫苗、接受所有适龄免费生长发育检查的影响因素研究采用多元 Logistic 回归进行分析。

第二节　流动儿童预防接种及健康管理服务利用

一　流动儿童的基本情况

2013 年流动人口卫生计生基本公共服务专项调查 A 卷调查对象为有亲生 0~6 岁孩子的已婚女性流动人口，有效样本共 4800 人。

0~6岁流动儿童的家庭中，父母年龄大部分在20~39岁之间，多为初中、高中教育程度；98%以上父亲在业，母亲有近30%不在工作岗位；父亲均为跨省流动，超过1/3的母亲是省内流动；近50%的父母流动时间在2~5年（见表7.1）。

表7.1　流动儿童家庭基本情况

变量	取值	父亲［样本量（%）］	母亲［样本量（%）］
年龄（岁）	<20	5（0.10）	16（0.33）
	20~29	2016（42.26）	2703（56.31）
	30~39	2417（50.67）	1917（39.94）
	≥40	332（6.96）	164（3.42）
教育程度	小学及以下	189（4.04）	343（7.15）
	初中	2250（48.13）	2335（48.65）
	高中/大专	1296（27.72）	1270（26.46）
	大学及以上	940（20.11）	852（17.75）
在业状况	不在业	88（1.88）	1321（27.52）
	在业	4587（98.12）	3479（72.48）
流动范围	跨省流动	4675（100.00）	3082（64.21）
	省内流动	0	1718（35.79）
流动时间（年）	≤1	699（12.81）	723（15.06）
	2~5	2069（44.26）	2326（48.46）
	6~10	1316（28.15）	1243（25.90）
	≥11	691（14.78）	508（10.58）

数据来源："2013年流动人口卫生计生专项调查A卷"。

流动儿童样本总量为5120人。0~6岁儿童中，性别、年龄比例较为均衡；60%以上的孩子都还未上学；户口80%左右是农业户口；60%以上是跨省流动；户籍地东中西部分布较为均匀，男孩中部居多，女孩多来自东部地区；90%以上的孩子都符合生育政策，女孩符合生育政策的比例更高；大多数流动时间为1~3年（见表7.2）。

表 7.2　流动儿童基本情况

变量	取值	合计	男 [n (%)]	女 [n (%)]
年龄 (岁)	0~3	3237 (63.71)	1726 (63.67)	1511 (63.76)
	4~6	1844 (36.29)	985 (36.33)	859 (36.24)
教育状况	未上学	3178 (62.55)	1691 (62.38)	1487 (62.74)
	上学	1903 (37.45)	1020 (37.62)	883 (37.26)
户口性质	农业	4097 (80.63)	2234 (82.41)	1863 (78.61)
	非农业	984 (19.37)	477 (17.59)	507 (21.39)
流动范围	跨省流动	3288 (64.71)	1774 (65.44)	1514 (63.88)
	省内流动	1793 (35.29)	937 (34.56)	856 (36.12)
户籍地	东部	1932 (38.02)	1038 (38.29)	894 (37.72)
	中部	1963 (38.63)	1088 (40.13)	875 (36.92)
	西部	1186 (23.34)	585 (21.58)	601 (25.36)
是否符合生育政策	是	4766 (93.80)	2535 (93.51)	2231 (94.14)
	否	315 (6.20)	176 (6.49)	139 (5.86)
流动时间 (年)	<1	1659 (32.65)	847 (31.24)	812 (34.26)
	1~3	1923 (37.85)	1061 (39.14)	862 (36.37)
	>3	1499 (19.50)	803 (29.62)	696 (29.36)

数据来源:"2013年流动人口卫生计生专项调查A卷"。

二　流动儿童预防接种现状及影响因素分析

(一) 建立"预防接种卡"基本情况

预防接种是保护儿童健康的重要措施。根据相关规定,国家实行有计划的预防接种制度,对儿童实行预防接种卡(证)制度。医疗机构、疾病预防控制中心与儿童的监护人应当相互配合,保证儿童及时接种。建立"预防接种卡"是保障儿童基本健康权益、使他们享受均等化公共卫生医疗服务的基础环节和重要措施。

从数据来看,流动儿童建立"预防接种卡"的比例为99.63%,

接近100%，流动儿童建卡的比例达到了很高的水平。[①] 从建卡地点来看，在流入地建卡的流动儿童比例超过一半，然而，存在流入地和老家两地重复建卡的情况（11.7%），在一定程度上浪费了医疗资源，也不利于信息的同步更新与共享。同时还存在一些未建卡情况。

表7.3 流动儿童建立"预防接种卡"情况

建立情况	样本量	%
流入地/本地	2789	54.47
老家	1587	31.00
其他地方	126	2.46
（本地和老家）两地都建了	599	11.70
未建卡	9	0.18
记不清	10	0.20
合计	5120	100.00

数据来源："2013年流动人口卫生计生专项调查A卷"。

（二） 流动儿童接种适龄疫苗基本情况

婴幼儿的免疫系统尚未发育完善，对疾病的抵抗能力相对薄弱，因此按时进行适龄疫苗的接种是预防和控制儿童易感传染病最经济、最有效的手段，对于0~6岁儿童十分重要。通过对流动儿童接种疫苗基本情况的描述性分析，本研究得出了我国流动儿童适龄免费疫苗的接种率达到了较高水平、流动儿童家长对于接种疫苗的重要性认识不足和流动儿童接种适龄疫苗通知工作效率不高的结论。

1. 适龄免费疫苗的接种率达到较高水平

数据表明，近九成（89.86%）的流动儿童接种了所有适龄免费疫苗，未接种率不足1%，流动儿童适龄免费疫苗的接种率达到较高

---

① 2015年全国流动人口动态监测数据显示流动儿童建卡率为98.79%（34239/34657）。

水平（见表7.4），基本达到国家基本公共服务体系"十二五"规划中的基本医疗卫生服务标准，即"各地以乡镇（街道）为单位，将适龄儿童（包括流动人口）国家免疫规划疫苗接种率保持在90%以上"。另外，2015年全国流动人口动态监测数据显示，流动儿童适龄免费疫苗接种率达到95.91%（33375/34657），流动儿童的疫苗接种情况呈现不断改善的趋势。

表7.4 流动儿童接种适龄免费疫苗情况

是否接种适龄免费疫苗	样本量	%
所有	4584	89.86
大部分*	333	6.53
部分	91	1.78
小部分	55	1.08
未接种	4	0.08
记不清	34	0.67
合计	5101	100.00

数据来源："2013年流动人口卫生计生专项调查A卷"。

注：若接种疫苗超过适龄疫苗的2/3，则判定为"大部分"，若低于1/3，则判定为"小部分"，两者之间判定为"部分"。

2. 流动儿童家庭对于接种疫苗的重要性认识不足

通过对未接种适龄免费疫苗原因的分析发现，"接到通知忘记了"、"认为没有必要"和"接到通知没时间"是未接种适龄免费疫苗的三个主要原因（见表7.5）。可见流动儿童家庭对于接种疫苗的重要性认识不足。然而，0~6岁的儿童缺乏独立能力，家长是保护儿童健康成长最重要甚至是唯一的角色。流动儿童家庭对于接种疫苗的重要性认识不足极其不利于流动儿童的健康促进。

表7.5 流动儿童未接种适龄免费疫苗的原因分布

未接种适龄免费疫苗的原因	样本量	%
接到通知没时间	53	10.25

续表

未接种适龄免费疫苗的原因	样本量	%
接到通知忘记了	102	19.73
没有接到通知	35	6.77
认为没有必要	81	15.67
路途太远	17	3.29
孩子不在身边，照顾不到	7	1.35
其他	139	26.89
说不清	83	16.05
合计	517	100.00

数据来源："2013 年流动人口卫生计生专项调查 A 卷"。

3. 流动儿童接种适龄疫苗的通知工作效率不高

在没有接种适龄疫苗的原因中，"没有接到通知"和"接到通知忘记了"两个原因也占了很大部分的比例，这体现了当前对流动儿童接种适龄疫苗的通知工作不到位。一方面，流动家庭往往难以获得全面的服务资讯，缺乏主动寻求卫生服务的心态和能力，"没有接到通知"会直接影响流动儿童家长带领流动儿童接种适龄疫苗的行为；另一方面，"接到通知忘记了"也是通知工作效率不高的体现，出于流动在外为了家庭努力奋斗的心理，流动家庭由于生活负担沉重，生活节奏往往更快，要取得更高的通知效率，必须了解流动家庭的生活状态及特点，在时间和方式上有针对性地进行通知工作，避免低效的通知工作降低流动儿童的预防接种率。

总而言之，为了进一步普及适龄免费疫苗的接种，相关部门的服务还有待进一步改善。

（三）重复建卡和疫苗接种的影响因素分析

通过描述分析，我们发现流动儿童当前预防接种的总体趋势较好，表现为建卡率和疫苗接种率都处于较高水平，这也正是现有的相关研究主要关注的部分，而对上文发现的重复建卡问题、没有接受所有免费适龄疫苗接种的原因及其影响因素的相关研究则很少。

本部分研究将基于目前流动儿童建卡和接种适龄免费疫苗的情况，通过单因素和多因素分析，重点探究重复建卡问题和没有接种所有免费适龄疫苗的原因，分析其影响因素。

1. 不同特征流动儿童重复建卡和预防接种状况的比较

不同特征的流动儿童计划免疫状况不同。数据显示，对重复建卡有影响的变量有母亲教育程度、教育状况、户口性质、户籍地、流动范围和流动时间（见表7.6）。具体来看，母亲教育程度为大学及以上的流动儿童重复建卡比例最低；上学的流动儿童重复建卡比例高于未上学的流动儿童；农业户口的流动儿童重复建卡比例高于非农户口的流动儿童；与东部和西部相比，户籍地为中部的流动儿童重复建卡比例最高；省内流动的儿童重复建卡的比例高于跨省流动的儿童；流动1~3年的儿童重复建卡的比例较高。

对是否接种所有疫苗有影响的变量为母亲在业状况、流动儿童年龄、教育状况、户籍地（见表7.6）。具体来看，母亲不在业的流动儿童接种所有疫苗的比例高于母亲在业状况下的流动儿童；低年龄组的流动儿童接种所有免费疫苗的比例高于高年龄组；未上学的流动儿童所有疫苗接种率高于已上学的流动儿童；户籍地为东部的流动儿童所有疫苗接种率最高，中部次之，西部最低。

表7.6 不同特征流动儿童重复建卡及预防接种状况比较

变量	取值	重复建卡		接种所有疫苗	
		样本量（%）	χ^2（p）	样本量（%）	χ^2（p）
母亲受教育程度	小学及以下	39（10.40）	13.95（<0.01）	329（88.44）	5.60（0.13）
	初中	295（11.66）		2256（89.52）	
	高中/大专	187（13.99）		1193（89.50）	
	大学及以上	78（8.91）		802（91.97）	
母亲在业状况	不在业	150（10.41）	3.27（0.07）	1314（91.57）	6.42（0.01）
	在业	449（12.22）		3266（89.19）	
年龄（岁）	0~3	364（11.17）	2.45（0.12）	2953（90.81）	8.68（<0.01）
	4~6	235（12.63）		1632（88.22）	

变量	取值	重复建卡		接种所有疫苗	
		样本量（%）	χ^2（p）	样本量（%）	χ^2（p）
教育状况	未上学	326（10.19）	19.02 （<0.01）	2907（91.19）	16.49 （<0.01）
	上学	273（14.24）		1673（87.64）	
户口性质	农业	521（12.63）	17.42 （<0.01）	3680（89.52）	2.71 （0.09）
	非农业	78（7.88）		900（91.28）	
户籍地	东部	201（10.32）	39.05 （<0.01）	1779（91.70）	19.03 （<0.01）
	中部	299（15.12）		1770（89.85）	
	西部	99（8.32）		1030（86.85）	
流动范围	跨省流动	333（10.14）	24.06 （<0.01）	2943（89.94）	0.11 （0.74）
	省内流动	265（14.78）		1602（89.65）	
流动时间 （年）	<1	199（12.00）	19.12 （<0.01）	1489（90.24）	1.90 （0.39）
	1~3	265（13.79）		1730（90.20）	
	>3	134（8.95）		1326（88.93）	

数据来源："2013 年流动人口卫生计生专项调查 A 卷"。

注：未特殊注明都指儿童信息，如教育状况指儿童教育状况。

2. 影响流动儿童重复建卡和疫苗接种的多因素分析

以"重复建卡"和"疫苗接种"分别作为因变量，将其分为是与否（是 =1，否 =0），以母亲受教育程度、母亲就业状况（由于随迁流动儿童主要是母亲提供家庭照料，且主要调查对象是母亲），流动儿童的年龄、教育状况、户口性质、户籍地、流动范围作为自变量，分析影响流动儿童重复建卡和疫苗接种的影响因素。变量赋值见表 7.7。

表 7.7　流动儿童重复建卡和疫苗接种多因素分析自变量设置

变量名	变量	赋值
X_1	母亲教育程度	1 = 小学及以下，2 = 初中，3 = 高中/大专，4 = 大学及以上
X_2	母亲就业状况	0 = 不在业，1 = 在业
X_3	（儿童）年龄（岁）	
X_4	（儿童）教育状况	0 = 未上学，1 = 上学

续表

变量名	变量	赋值
X_5	（儿童）户口性质	0 = 农业，1 = 非农业
X_6	（儿童）户籍地	1 = 东部，2 = 中部，3 = 西部
X_7	（儿童）流动范围	0 = 跨省流动，1 = 省内流动
X_8	（儿童）流动时间（年）	连续变量

多因素 Logistic 回归结果表明，影响流动儿童计划免疫的因素主要包括流动儿童的年龄、户口性质、户籍地、流动范围和流动时间等。在重复建立"预防接种卡"方面，有统计显著性的变量有流动儿童年龄、户籍地、户口性质、流动范围和流动时间（见表 7.8）。流动儿童年龄越大，重复建卡的可能性越大；户籍地在中部的流动儿童重复建卡比例高于户籍地为西部的流动儿童；农业户口的流动儿童重复建卡概率更高；从流动范围来看，省内流动的儿童重复建卡的概率高于跨省流动的儿童；同时，流动时间越短的流动儿童重复建卡可能性越高。

表 7.8　流动儿童重复建立"预防接种卡"影响因素分析

变量	取值	p 值	OR 值	95% CI	
教育状况	未上学				
	上学	0.14	1.21	0.94	1.56
户口性质	农业				
	非农业	< 0.01	0.67	0.51	0.89
户籍地	中部				
	东部	0.08	0.54	0.44	0.67
	西部	< 0.01	0.42	0.32	0.54
流动范围	省内流动				
	跨省流动	< 0.01	0.53	0.44	0.64
年龄（岁）		< 0.01	1.23	1.14	1.32
母亲受教育程度		0.27	1.07	0.95	1.20
流动时间（年）		< 0.01	0.78	0.73	0.83

数据来源："2013 年流动人口卫生计生专项调查 A 卷"。

注：未特殊注明都指儿童信息，如教育状况指儿童教育状况，余同。

在是否接种所有适龄免费疫苗方面，户籍地、教育状况、母亲在业状况有统计学意义（p < 0.05），流动儿童年龄未表现出统计学意义（p > 0.05）（见表7.9）。相对于中部，流动儿童的户籍地为东部者接种所有适龄免费疫苗的概率高1/5以上，来自西部地区的流动儿童接种所有疫苗的可能性则只有中部地区的73%，说明户籍地的发展程度与适龄免费疫苗接种率存在正向关系。与母亲在业的流动儿童相比，母亲不在业的流动儿童接种所有适龄疫苗的概率要高25%，其原因可能是不在业的母亲更有时间和精力照顾和关注孩子。未上学的流动儿童接种所有疫苗的概率高于上学的流动儿童，其可能的原因考虑为，一方面是上学后家长对儿童的关注度开始下降，另一方面是所在学校存在一定的失职。

表 7.9　流动儿童是否接种所有疫苗影响因素分析结果

变量	变量赋值	p 值	OR 值	95% CI	
母亲在业状况	在业				
	不在业	0.05	1.25	1.00	1.56
教育状况	未上学				
	上学	0.04	0.75	0.57	0.99
户籍地	中部				
	东部	< 0.01	1.20	0.96	1.51
	西部	< 0.01	0.73	0.58	0.93
年龄		0.20	0.95	0.88	1.03

数据来源："2013 年流动人口卫生计生专项调查 A 卷"。
注：未特殊注明都指儿童信息，如教育状况指儿童教育状况，余同。

三　流动儿童健康管理服务现状及影响因素分析

儿童健康管理规定的服务对象为辖区内居住的所有 0 ~ 6 岁儿童，包括了辖区内的流动儿童。服务内容包括：（1）新生儿家庭访视，即新生儿出院后 1 周内，医务人员到新生儿家中进行，了解出生时情况、预防接种情况，为新生儿测量体温，记录出生时体重、身长，进行体格检查，同时建立《0-6 岁儿童保健手册》等；（2）新生儿满月健康管理,即新生儿满 28 天后,结合接种乙肝疫苗第二针,在乡镇卫生院、社区卫生服务中心进行随访,重点询问和观察新生儿的喂养、睡眠、大小便、黄疸等情况,对其进行体重、身长测量,体格检查和发育评估;(3)婴幼儿健康管理,即满月后的随访服务,时间分别在 3、6、8、12、18、24、30、36 月龄时,共 8 次。服务内容包括询问上次随访到本次随访之间的婴幼儿喂养、患病等情况,进行体格检查,做生长发育和心理行为发育评估,进行母乳喂养、辅食添加、心理行为发育、意外伤害预防、口腔保健、中医保健、常见疾病防治的健康指导等;(4)学龄前儿童健康管理,即为 4~6 岁儿童每年提供一次健康管理服务,服务内容包括询问上次随访到本次随访之间的膳食、患病等情况,进行体格检查,生长发育和心理行为发育评估,血常规检测和视力筛查等;(5)健康问题处理,对健康管理中发现的有营养不良、贫血、单纯性肥胖等情况的儿童进行原因分析,给出指导或转诊的建议,对口腔发育异常(唇腭裂、高腭弓、诞生牙)、龋齿、视力低常或听力异常儿童应及时转诊。

　　由此可见,健康管理为儿童提供了长期持续的健康记录和健康促进服务,旨在通过对儿童健康状况的及时检测、反馈,以及对家长的健康指导,达到改善低龄儿童营养和健康水平的目的。另外,"不依规矩,不成方圆",值得一提的是,《国家基本公共卫生服务规范》还对各项服务内容做出了明确的考核指标,以全面规范和保障儿童的卫生保健权益。

　　但是,正如上文所述,流动人口基于种种原因,难以在流入地获得基本公共服务,持续性的儿童健康管理服务对于流动性较大的儿童群体来说,更是难以实现真正的效用。本章节的研究,结合流动人口卫生计生基本公共服务专项调查的内容和《0-6 岁儿童健康管理服务规范》的要求,通过对 0~6 岁流动儿童保健手册的建立情况和适龄免费生长发育检查情况的数据分析,对流动儿童接受健康管理服务的现状和影响因素进行深入了解,为进一步提高流动儿童健康管理服务水平提出建议。

（一）建立《0-6岁儿童保健手册》基本情况

《0-6岁儿童保健手册》是以儿童健康检查为基础的动态记录，建立《0-6岁儿童保健手册》（以下简称"建册"）的目的是记录儿童从出生开始的生命体征变化、生长发育情况和各自健康状况，从而为儿童的长期健康管理服务提供基础依据。

流动人口卫生计生基本公共服务专项调查询问了流动人口关于其子女建立手册的地点和方式，对于未建立手册的流动妇女，同时询问了其未建立手册的原因。数据表明，流动儿童的建册率达较高水平，但存在重复建册情况；对建册流程的不熟悉是未建册的主要原因。

1. 建册率达较高水平，但存在重复建册情况

调查数据显示，流动儿童建册率为87.44%（见表7.10），建册率达到较高水平，同时，2015年流动人口动态监测数据结果显示流动儿童建册率为88.03%（30911/34657），可以看出我国流动儿童建册率持续保持在较高水平且有缓慢的提升。

此外，对建册地点的分析结果发现，在流入地建册的比例接近一半，超过了在老家建册的比例，流入地成为流动儿童建册的主要地点，体现出了基层医疗单位在流动儿童建立保健手册方面的工作有很大成效。重复建册情况仍然存在，既浪费了医疗资源，也不利于满足儿童全周期的健康管理要求，不利于儿童全部信息的共享。

总的来说，流动儿童的建册覆盖率达到了较高水平，但仍然有近11%的未建册率，存在继续提升的空间。重复建册的情况也要求相关单位进一步提供方案予以改善。

表7.10 流动儿童建立《0-6岁儿童保健手册》的情况

建立地点	样本量	%
流入地	2446	47.77
老家	1555	30.37
其他地方	120	2.34

建立地点	样本量	%
（本地和老家）两地都建了	356	6.95
未建册	560	10.94
记不清	83	1.62
合计	5120	100.00

数据来源："2013 年流动人口卫生计生专项调查 A 卷"。

2. 建册方式总体上符合期望

从数据上看，六成以上的流动儿童在分娩机构直接建立了保健手册，18.2% 的流动儿童在新生儿访视时建立了保健手册（见表 7.11）。根据儿童健康管理服务规范的要求，儿童至少应在新生儿访视阶段完成《0-6 岁儿童保健手册》的建立。因此，八成以上的流动儿童在新生儿访视及以前进行了保健手册的建立，在建册方式上比较规范，符合 0~6 岁儿童健康服务管理的要求和规定。而在其他访视和孩子看病时进行建册，在时间上是滞后的，削弱了儿童保健手册在儿童生命周期上的服务完整性，不能最大效率地发挥出儿童保健手册的功能。

表 7.11　流动儿童建立《0-6 岁儿童保健手册》的方式

建立儿保册方式	样本量	%
分娩机构	2906	64.91
新生儿访视	815	18.20
其他访视	215	4.80
孩子看病时	243	5.43
记不清	298	6.66
合计	4477	100.00

数据来源："2013 年流动人口卫生计生专项调查 A 卷"。

3. 对建册流程的不熟悉是未建册的主要原因

从流动儿童未建册的原因分布情况可以看出，流动儿童家长"不知道怎么建册"是造成流动儿童未建册的主要原因（见表 7.12）。根据《0-6岁儿童健康管理服务规范》，儿童应在新生儿家庭访视时，由医务人员到新生儿家中辅助其建立《0-6岁儿童保健手册》。由此可以看出，基层的服务提供方对新生儿家庭访视方面的工作还存在欠缺，不能有效发挥家庭访视的宣教和服务功能，可以通过对访视人员的进一步培训，提高家庭访视工作的规范性来改善。但是，基于我国人口众多和医护人员不足的现状，提升流动儿童的建册率不能完全依靠新生儿家庭访视，而应在孕期及产后各阶段，对儿童家长进行建立儿童保健手册的宣传教育活动，一方面普及儿保册的现实意义；另一方面让家长明晰建册的流程，通过提高服务接受方的主动性实现服务利用率的上升。

提高流动儿童家长对建册流程的了解是提升建册率的重要改善措施，同时，也不能忽略造成流动儿童未建册的第二大原因——"认为孩子健康，没有必要建册"，这表明部分家长仍然缺乏对儿童进行健康保健的意识。

表 7.12　流动儿童未建立《0-6岁儿童保健手册》的原因分布情况

未建儿保册的原因	样本量	%
不知道怎么建册	359	56.18
孩子健康没有必要建册	67	10.49
家人太忙没有时间去建册	35	5.48
其他	83	12.99
说不清	95	14.87
合计	639	100.00

数据来源："2013 年流动人口卫生计生专项调查 A 卷"。

（二）接受适龄免费生长发育检查基本情况

自 2009 年起，按照有关规定，我国城乡基层医疗卫生机构应为辖区内的孕产妇免费提供产前检查，为 3 岁以下适龄儿童免费进行生长发育检查，时间分别在 3、6、8、12、18、24、30、36 月龄时，共8 次，这也是 0~6 岁儿童健康管理服务的主要内容之一。接受适龄免费生长发育检查，不仅能够帮助父母了解子女生长发育状况、及时对生长发育不良的儿童采取补充营养等有效改善措施，促进儿童健康水平的提高，也为有关部门提供了儿童营养和健康监测的基础数据，有利于儿童保健相关研究的深化，进一步为促进儿童健康提供科学研究参考依据，具有重要的现实意义。

根据调查数据的分析结果（见表 7.13），超过六成（64.12%）的流动儿童接受了所有的适龄免费生长发育检查，这个数据既表明我国流动儿童的适龄免费检查工作开展情况良好，能够覆盖到大部分的流动儿童，又体现了免费生长发育检查工作良好的持续性，在为流动儿童提供长期的追踪生长发育检查方面卓有成效。

不过，仍然有 15.72% 的流动儿童从来没有接受过适龄免费生长发育检查，这是一个不容忽视的问题。一方面家长对儿童参与健康管理的主动性和重视程度必须提高；另一方面，基层医疗机构在服务宣传和保障服务覆盖面方面的工作还存在不小的提升空间。

表 7.13　流动儿童接受所有适龄免费生长发育检查的情况

是否接受适龄免费生长发育检查	样本量	%
基本每次	3283	64.12
大部分	479	9.36
近一半	116	2.27
不足一半	156	3.05
从没有	805	15.72
记不清	281	5.49
合计	5120	100.00

数据来源："2013 年流动人口卫生计生专项调查 A 卷"。

（三）接受适龄免费生长发育检查的影响因素分析

1. 不同特征流动儿童免费生长发育检查情况比较

不同特征的流动儿童具有不同的生长发育检查情况。分析发现：母亲的教育程度，流动儿童的年龄、教育状况、户口性质、户籍地、流动范围对流动儿童是否接受所有适龄免费生长发育检查有影响（p < 0.05）。

具体来看（见表 7.14），母亲的教育程度越高，流动儿童接受所有生长发育检查的比例越高；低年龄组的流动儿童接受所有适龄免费生长发育检查的比例高于高年龄组的流动儿童；与已上学的流动儿童相比，未上学的流动儿童接受所有适龄免费生长发育检查的比例较高；与农业户口的流动儿童相比，非农业户口的流动儿童接受所有适龄免费生长发育检查的比例较高；户籍地为东部的流动儿童接受所有适龄免费生长发育检查的比例最高，西部次之，中部最低；省内流动的儿童接受所有适龄免费生长发育检查的比例高于跨省流动的儿童。

表 7.14　流动儿童接受所有适龄免费生长发育检查单因素分析

变量	取值	接受所有适龄免费生长发育检查	
		样本量（%）	χ^2（p）
母亲教育程度	小学及以下	215（57.33）	43.51（<0.01）
	初中	1564（61.84）	
	高中/大专	863（64.55）	
	大学及以上	639（73.03）	
年龄（岁）	0~3	2134（65.46）	6.92（<0.01）
	4~6	1150（61.79）	
教育状况	未上学	2096（65.52）	7.15（<0.01）
	上学	1185（61.82）	
户口性质	农业	2581（62.55）	23.07（<0.01）
	非农业	700（70.71）	
户籍地	东部	1286（66.05）	6.21（0.04）
	中部	1231（62.23）	
	西部	763（64.12）	
流动范围	跨省流动	2043（62.19）	16.30（<0.01）
	省内流动	1217（67.88）	

数据来源："2013 年流动人口卫生计生专项调查 A 卷"。

2. 多因素分析

为了进一步了解流动儿童接受所有适龄免费生长发育检查的影响因素，以"是否接受所有适龄免费生长发育检查"作为因变量，将其分为是与否，分别赋值为 1 和 0 （1 = 是，0 = 否），以母亲受教育程度，[①] 流动儿童的年龄、教育状况、户口性质、户籍地和流动范围作为自变量（变量赋值见表 7.15），拟合多因素 Logistic 回归模型。

表 7.15　流动儿童接受所有适龄免费生长发育检查
多因素分析自变量设置

变量名	变量	赋值
X_1	母亲受教育程度	1 = 小学及以下，2 = 初中，3 = 高中/大专，4 = 大学及以上
X_2	（儿童）年龄（岁）	
X_3	（儿童）教育状况	0 = 未上学，1 = 上学
X_4	（儿童）户口性质	1 = 农业，2 = 非农
X_5	（儿童）户籍地	1 = 东部，2 = 中部，3 = 西部
X_6	（儿童）流动范围	1 = 跨省流动，2 = 省内流动

注：母亲受教育程度作等级变量处理。

多因素 Logistic 回归结果显示，流动儿童年龄、教育状况、户籍地对流动儿童接受所有适龄免费生长发育检查无影响，不具有统计学意义（$p > 0.05$）。只有母亲的受教育程度、流动儿童的户口性质和流动范围对流动儿童接受所有适龄免费生长发育检查有影响，有统计学意义（$p < 0.05$）（见表 7.16）。

母亲的受教育程度每提升一个等级，流动儿童接受所有适龄免费生长发育检查的可能性就提高 15%，即母亲的受教育程度越高，流动儿童接受所有适龄免费生长发育检查的可能性越大。与农业户口的流动儿童相比，非农户口的流动儿童接受所有适龄免费生长发育检查的可能性要高 24%。在流动范围方面，跨省流动的儿童接受所有适龄免费生长发育检查的可能性是省内流动儿童的 80%，省内流动的儿童接

---

① 由于流动儿童主要由母亲提供家庭照料，且专项调查的主要调查对象为母亲。

受所有适龄免费生长发育检查的情况好于跨省流动的儿童。

表 7.16 流动儿童接受所有适龄免费生长发育检查影响因素

变量	变量赋值	p 值	OR 值	95% CI	
母亲受教育程度		<0.01	1.15	1.07	1.25
年龄（岁）		0.21	0.97	0.93	1.02
教育状况	未上学				
	上学	0.60	0.96	0.80	1.13
户口性质	农业				
	非农业	0.01	1.24	1.05	1.47
户籍地	中部				
	东部	0.26	1.06	0.92	1.22
	西部	0.42	0.97	0.83	1.14
流动范围	省内流动				
	跨省流动	<0.01	0.80	0.70	0.91

数据来源："2013 年流动人口卫生计生专项调查 A 卷。"

注：未特殊注明都指儿童信息，如教育状况指儿童教育状况。

第三节 讨论与建议

一 讨论

（一）流动儿童预防接种和健康管理服务的覆盖率较高，但持续性项目的落实情况较差

从覆盖率来看，0~6 岁流动儿童在预防接种和健康管理服务方面的现状良好。根据 2013 年流动人口卫生计生基本公共服务专项调查及 2015 年流动人口动态监测调查，流动儿童建立"预防接种卡"和《儿童保健手册》的比例都处于较高水平，基本达到了国家基本公共服务体系"十二五"规划基本医疗卫生服务的标准，即预防接种率达到 90%，儿童健康管理率达到 80% 以上。由此可见，国家基本公共卫生服务均等化的相关政策在 2009 年提出并开始施行后，近四年获

得了明显的成效。

但是，通过上文的分析发现，在流动儿童预防接种和健康管理服务中，一些对儿童具有实际效益的服务项目（如流动儿童的免费疫苗接种和适龄免费生长发育检查项目）的比例都没有达到高水平。从服务接受者的角度考虑，一方面是流动人口健康意识低，对基本公共卫生服务的重要性认识不足，这影响了他们对公共卫生服务的利用水平；另一方面是"流动"的特性使针对流动儿童的公共卫生服务难以保持持续性和连贯性。从服务提供者的角度考虑，相关部门也没有做好服务连贯性的工作，仅仅在建册建卡覆盖面上达到成效这是第一步工作，但并不具有很大的现实意义，只有将建卡建册的后续工作具体落实，才能真正有利于流动儿童健康水平的提高。

儿童的预防接种和健康管理服务是持续性的服务项目，而流动儿童具有流动性强的特征，采取措施避免流动儿童健康管理服务中断是当前流动儿童基本公共卫生服务研究领域的重要课题。

（二）重复建卡、建册的现象不可忽视，既浪费资源又不利于儿童保健

基于"流动"的特性，流动儿童在流入地和老家两地重复建立"预防接种卡"和《儿童保健手册》的比例不低。重复建卡和重复建册的行为，有很大的负面作用，必须引起相关人员的关注以寻求改善。一方面，重复建卡和重复建册必然会浪费公共服务资源，不利于建卡建册后续公共卫生服务的有序开展和提供。譬如重复建册后，两地的基层医疗卫生服务单位都会为流动儿童提供持续性的保健服务工作，尽管对于流动儿童个体而言，基层医疗卫生服务单位可以及时发现服务对象已流出，尽早止损，但从长期和整个流动儿童群体的角度看，重复建册产生的资源浪费不容忽视。另一方面，重复建卡和重复建册不利于流动儿童保健信息的同步更新与共享，从而不利于儿童保健。譬如，当重复建卡后，医务人员无法判断流动儿童的真实预防接种情况，当流动儿童家长也无法明确表明儿童的预防接种信息时，可能会出现重复或遗漏疫苗接种的现象；另外，建立《儿童保健手册》

的目的就是记录儿童从出生开始的健康状况信息，重复建册行为会导致记录断层，无法完整发挥建册对于儿童长期健康管理的功能。总而言之，流动儿童存在的重复建卡和重复建册现象具有不可忽视的负向作用，必须采取措施加以改变。

结合上文对流动儿童重复建卡的多因素分析和我国流动人口管理的具体现状，可以从以下几方面来分析流动儿童重复建卡建册的原因。首先，我国在基本公共卫生服务方面信息化水平较低。没有统一的信息系统和联网系统，导致流动人口很难实现各居住地服务信息的顺利转接，基本公共服务方面低水平的信息化严重不利于流动人口保健管理工作的开展。流动儿童的流动范围与重复建卡率呈正向相关关系，正是这一问题的具体表现。其次，流动人口的特性增加了他们为子女重复建卡建册的可能性。一方面，流动人口往往存在融入当地的意愿，希望在当地重新办理服务以确保孩子能获得更多更公平的卫生保健服务；另一方面，身处异地的流动人口往往对医护人员具有更高的依从性，严格遵守医护人员的要求办理手续，当医护人员工作疏漏忘记询问以往建卡建册的情况时，重复建卡建册的现象发生的可能性就会大大增加。最后，流动人口缺乏对重复建卡建册不利影响的认识。正如上文论述，重复建卡建册既浪费医疗卫生资源，又不利于儿童保健，但目前相关部门对这一现状认识不足，没有采取措施对流动人口进行教育宣传，任由流动人口继续保持"重复建卡建册没有坏处"的认识，只会持续加深流动儿童建卡建册的服务管理难度。

（三）家长在流动儿童预防接种和健康管理服务的落实上占有重要地位

流动人口是基本公共卫生服务的接受者，任何一项服务的顺利开展都离不开流动人口的配合。对于缺乏独立思考能力和行动能力的流动儿童，其家长的意识和行为对流动儿童的预防接种和健康管理服务落实具有决定性的作用。

我国自1978年开始实施儿童计划免疫工作，预防接种的重要性已被大多数儿童家长所接受，但是由于受文化知识、卫生习惯和观念等因素的影响，仍有部分流动儿童家长对预防接种缺乏足够的认识。从数据也可以看出，流动儿童未接种所有适龄疫苗的主要原因是家长认为没有必要以及接到通知忘记了，这都是家长缺乏对儿童预防接种重要性认识的体现。但是，比较而言，对于2009年才开始的儿童健康管理服务，流动儿童的现状更应该引起重视。随着人民生活水平和卫生服务水平的迅速发展，我国人民已经不再是过去生了病才会去医院的心态，而是认识到了预防保健的重要性。0~6岁儿童作为弱势群体之一，做好预防保健工作的必要性更大且成效更为显著。在这种背景下，流动儿童目前六成的生长发育检查比例还不尽如人意，也不利于基本公共卫生服务均等化目标的实现。从生长发育检查的多因素分析结果中可以看出，母亲的教育程度越高，流动儿童接受所有适龄免费生长发育检查的可能性就越高，体现了流动家庭中家长对儿童健康管理服务落实的重要性。

总而言之，家长在儿童预防接种和健康管理服务中占有重要的地位，但是，我国流动家庭中的部分家长却没有承担起与这个重要地位相匹配的责任。流动家庭中的儿童家长有的由于文化水平较低，缺乏为孩子进行预防接种和健康管理工作的意识；有的则忙于打工经商，对孩子的关心和照料不足，导致了孩子未建册建卡、漏接种等现象的发生。为了实现提升流动儿童预防接种和健康管理服务水平的目的，不仅要从服务提供者基层卫生服务单位的角度考虑问题，流动儿童家长作为流动儿童基本公共卫生服务的代理接受者，也应该得到重视，要通过积极开展宣教活动来提高流动儿童家长的健康保健意识。

（四）相关服务的宣传和服务办理流程的普及不到位

在对流动儿童未建册原因的分析中，我们发现流动儿童家长对建册流程不熟悉是最主要的原因，这表明我国的基本公共卫生服务宣传和流程普及还不到位，阻碍了流动儿童预防接种和健康管理服务覆盖率的提升。

流动人口作为学界的一个研究焦点，很大的原因就在于流动人口因"流动"这一行为存在各种与户籍人群有所差异的群体表现。在公共卫生服务领域，流动儿童同样存在"流动"这一行为带来的群体劣势。户籍人口往往具有多代人的经验积累以及常年生活环境下亲朋人脉广泛的优势，在获取儿童预防接种和健康管理服务信息方面基本不存在很大的困难。但流动儿童的家长则相反，身为异乡客，往往在当地缺乏熟悉相关服务流程的亲朋好友。因此，这种情况下，相关部门在流动儿童预防接种和健康管理服务内容和服务流程宣传普及方面的重要性不言而喻。

从我国流动人口的特性和流动人口管理的现状来分析流动儿童基本公共卫生服务宣传和服务办理流程普及不到位的情况，主要有以下原因：一是流动人口在一定程度上具有社会融合障碍，本身缺乏在异地获取公共服务的主动性，对相关部门的宣传活动没有较高的配合度，即使接收到卫生服务的通知也不重视，也就难以保证宣传活动的成效；二是我国当前的流动人口管理工作还不够完善，流动人口统一的信息管理网络系统还没有建立，宣传部门无法及时获取和更新流动儿童的信息，在宣传对象流动性大且信息不健全的情况下，宣传推广工作难以展开；三是现有的宣传和普及方式不能适应流动人群的特点，网络化的宣传既难以确保对流动儿童家长的通知覆盖率，又难以取信于流动群体，宣传栏的展示对忙碌的流动儿童家长的宣教作用也不大。想要改善目前流动儿童家长对接受儿童健康管理服务流程不熟悉的情况，必须针对流动儿童家长的人群特点进行服务内容和流程的宣传和普及。

（五）流入地成为流动儿童接受预防接种和健康管理服务的主要地点

根据对流动儿童接受预防接种和健康管理服务地点的分析，流入地已经成为流动儿童接受基本公共卫生服务的主要地点。在笔者看来，这是一个良好的发展形势。首先，在流入地接受预防接种和健康管理服务，与回老家接受服务相比，避免了大量的交通和时间投入，对流动儿童家长极具便利性，在一定程度上利于持续性服务项目的开展，流动儿童与户籍儿童在流入地同等享受预防接种和健康管理服务也适应了我国基本公共卫生服务均等化的发展要求；其次，流动人口积极利用流入地的公共服务资源，有利于促进流动人口的社会融合，增强流动人口对流入地的归属感，促进社会和谐与稳定；最后，在流入地接受预防接种和健康管理服务，有利于流入地对流动儿童信息的把握，方便对流动儿童的管理，能为未来卫生和教育等资源的合理配置提供参考依据。

我们必须清醒地认识到，尽管让流入地成为流动儿童接受基本公共卫生服务的主要地点有很多益处，但必须考虑到流入地服务提供可能会存在的现实难处，否则再有利的政策选择也难以落到实处。政府必须采取一定的配套政策对流入地基层医疗卫生服务单位进行支持，尽可能地保证流入地在对流动儿童提供基本公共卫生服务方面的可持续能力。

二　建议

（一）建立流动儿童信息网络，实现网络系统化管理

在上文的研究结果和讨论中我们可以看出，流动儿童在公共卫生服务利用中产生的问题都与信息化程度息息相关。低水平的信息化几乎影响了所有服务的顺利实施，譬如本研究中提到的流动儿童重复建立"预防接种卡"等问题正是信息化程度低的表现。虽然我国部分省（区、市）已经实现了服务过程信息化，但是距离全国城乡普遍实现信息化还有一段距离。

建立全国联网的流动儿童信息网络系统，具有现实和长远的意义。首先，全国网络系统化管理有利于解决流动儿童在预防接种和健康管理服务中存在的服务利用遗漏或重复的重要问题，对流动儿童接受服务覆盖面较低和重复服务产生浪费卫生资源的现象具有改善作用。其次，儿童健康管理服务是一项持续性的保健服务，对儿童的健康信息进行网络化管理，可以动态监测到流动儿童的健康信息，及时通知流动儿童进行下一步的健康管理服务项目，能有效避免流动儿童健康管理服务中断的问题。最后，流动儿童一直是学界研究的重点群体之一，在我国全面放开二孩政策的背景下，流动儿童的数量和研究

意义也将持续上升，流动儿童信息网络的建立能够为科学研究提供全面、动态的流动儿童数据，取得更科学适用的研究结论，指导儿童健康管理服务的进一步发展。

毫无疑问，流动儿童信息网络的建立需要政府在相关硬件、软件、专业技术等领域进行大量的投入。首先，通过国家财政进行一定程度上的支持，进行相应硬件设备的购买，对经济落后的地区实施财政倾斜，尽量减少地区的建设负担，有利于建设项目的落实和建设进度的加快。其次，要建立在全国范围内可共享的流动儿童健康信息系统，包括流动儿童的基本信息、预防接种情况和接受健康管理服务的情况，确保全国信息的统一，保证流动儿童信息的及时更新和共享。最后，要对基层医疗卫生服务单位的工作人员进行技术培训，保证基层工作人员具备信息系统的基本使用技能，同时，以基层工作人员为主体，定期主动地对辖区内的流动儿童信息进行线下追踪，尽量保证流动儿童网络系统信息的有效性。

（二）加强流动儿童保健宣传工作，促进家长对儿童保健重要性的认识

健康意识与健康行为息息相关，只有具备了积极健康的意识，才能促进健康行为的发生。根据儿童健康管理服务的多因素回归分析，家长的受教育程度与儿童接受保健服务具有正向的促进关系。因此，通过对流动儿童家长进行宣教活动，提高家长对儿童的保健意识，是提高流动儿童保健水平的重要途径之一。

宣传教育工作的开展必须符合宣传对象的群体特征，才能保证一定的宣传成效。在宣传途径方面，针对流动人口居住分散和生活环境多层次的特点，可以通过工作场所、社区、医疗卫生服务机构、电视健康节目、手机短信、网络新兴媒体等多种渠道开展，尽可能高水平地覆盖流动儿童家长群体的生活环境。在宣传内容上，可以侧重向流动儿童家长说明各项服务能为儿童带来的诸多益处，以及对人口整体健康带来的正外部性，通过利益驱动流动儿童家长接受儿童保健服务的行为。在宣传形式上，由于流动人口整体的受教育水平相对较低，知识表达形式采取更简单易懂、直截了当的方式会更高效。大部分0~6岁流动儿童家长的年龄位于21~30岁，处于较为年轻的阶段，作为宣教活动的对象往往比较容易达到高水平的教育成效。

通过有针对性的儿童保健宣传工作，提高流动儿童家长的保健意识，有利于促进流动儿童家长变被动为主动地参与到基本公共卫生服务中。

（三）加强社会各主体间的交流与合作，全方位保证流动儿童保健服务的普及与落实

为了实现流动儿童基本公共卫生服务的高覆盖率，仅仅依靠基层卫生服务机构的宣传工作和提高家长的儿童保健主动性是不够的，要调动全社会各个主体的交流与合作，将儿童基本公共卫生保健工作的宣传与普及渗透到流动儿童家长工作与生活的各个环境中，才能全方位地保证流动儿童家长对儿童保健相关服务的知晓率，从而保证服务落实的覆盖率。

促进各社会主体全方位通过流动儿童家长改善儿童保健项目内容普及和落实情况的原因可从两个方面分析。一方面，流入地公共卫生服务机构往往缺乏流动人口信息，难以确定向谁提供服务，调动与流动儿童及其家长工作生活接触度较高的社会主体加入儿童健康管理服务工作，能有效弥补基层卫生服务单位对服务对象信息不明朗的现状；另一方面，流动人口在陌生环境中常常缺少公共卫生信息，不知道有哪些服务、从哪里获得服务，使流动人口较之于户籍人口在信息获取能力方面处于劣势，将社会各主体引入儿童保健服务普及和落实工作中，能有效地扩大流动儿童家长获取信息的来源。总的来说，引入社会各相关主体进入流动儿童基本公共卫生服务的普及和落实工作，有利于改善服务提供者基层卫生服务单位和服务接受者流动儿童家长之间互通信息不足的情况。

与流动儿童及其家长的工作和生活接触较多的社会主体主要包括雇用流动人口的工厂、企业，流动人口所在的街道办事处、村委会、公安部门、教育部门等。通过各主体间的相互配合提供信息，社会各主体在基层卫生服务单位与流动儿童家长之间可发挥桥梁沟通功能和服务落实监督功能。在社会各主体与基层医疗单位之间建立信息共享机制，可为基层卫生服务单位提供流动儿童家长的信息；在社会各主体与流动儿童家长之间围绕流动儿童的基本公共服务水平形成密切的联系，既可通过各种形式对流动儿童家长进行预防接种与儿童健康管理服务内容和流程的普及，也可及时了解流动儿童家长接受儿童基本公共服务的落实情况，发挥社会监督的职能。另外，在社会各主体进行交流合作时，必须制定规范性文件来明确各参与主体的机构及其职责、工作方法、合作步骤、质量控制以及考核制度等，保障多主体合作顺利进行。

（四）促进儿童基本公共卫生服务资源在流入地和流出地的合理配置

在流动儿童建立"预防接种卡"和《儿童保健手册》地点的描述性分析中，我们发现，流入地已经成为流动儿童接受基本公共卫生服务的主要地点。但是，我国现行基本公共卫生服务的资源配置体系并未充分考虑流动人口因素，目前各地方获得的财政补助、人员编制、硬件设施等资源都主要以户籍人口数量为标准。这就造成了流入地和流出地的卫生服务资源错位。一方面，流动儿童流出户籍地后，流出地的各种资源得不到充分利用，产生资源浪费。另一方面，流动儿童在流入地产生了大量的基本公共卫生服务需求，造成了流入地的资源紧张。对这种卫生服务资源错位的形势必须及时采取措施加以遏制，否则流动儿童的基本公共卫生服务权益将更加难以落实。

首先，从服务执行的难易程度和便民性来看，为了落实流动儿童的预防接种和健康管理服务，基层单位在流动儿童基本公共卫生服务方面采取属地化管理无疑是最适宜的。即以基层卫生服务的管辖范围为原则，无论是流动儿童还是户籍儿童，都能够在当地获取国家规定的基本公共卫生服务。属地化管理体现了以人为本的政策理念，能为流动儿童获取基本公共卫生服务提供便利，有利于我国基本公共卫生服务均等化目标的实现。但是，为了确保流动儿童基本公共卫生服务属地化管理的可持续性发展，上文论述的流入地与流出地间卫生服务资源错位的现象必须加以改善。

在现行体制下，实现基本公共卫生服务资源跟随人口的流动而"流动"相对较难。相比之下，在各地方配置人财物等资源时就考虑流动人口因素会比较容易操作，即在配置资源的环节向流动儿童流入地进行倾斜，增加流入地的卫生资源，相应减少流出地的卫生资源。而这个资源分配倾斜的程度把控，可以结合我国流动儿童历年的流动信息加以考虑，因为人口流动往往具有一定的规律和稳定性。同时，上文提到的流动儿童信息系统，建成后也能对全国儿童卫生资源的合理配置起到重要的促进作用。总而言之，在制定财政预算、配置人力资源等环节，可以利用历年的儿童流动信息数据来估计各地需要基本公共卫生服务儿童的实际人数，依此确定各地的儿童基本公共卫生资源的配置，保证基本公共卫生服务属地化的可持续发展。

（五）发现重点人群特征，有针对性地改善流动儿童基本公共卫生服务方面存在的问题

通过单因素和多因素分析，研究发现，不同特征的流动儿童在基本公共卫生服务利用中呈现出了不同的特点。例如，流动儿童年龄越大，重复建立"预防接种卡"的可能性越高；相对于中部和东部，户籍地为西部的流动儿童接种所有免费适龄疫苗的可能性最低；母亲受教育程度越高的流动儿童接受所有适龄生长发育检查的可能性越大；等等。但是，目前为流动儿童提供的基本公共卫生服务缺乏有效性和针对性，不利于合理利用资源以改善现存问题和提高流动儿童基本公共卫生服务的整体水平。

发现流动儿童预防接种和健康管理服务方面的重点人群特征，一方面需要加强对流动儿童基本情况的动态监测，获取流动儿童的基本信息和健康保健信息；另一方面也要依靠相关领域的科研工作者根据基层实际的流动儿童数据信息进行科学研究。因此，相关领域的学者

应该加强对流动儿童基本公共卫生服务利用重点人群特征的关注和研究，集中智慧为流动儿童基本公共卫生服务的发展改善建言献策。最后，还要由基层卫生服务机构结合地区流动儿童和卫生服务资源等的实际情况，发挥基层的具体实践能力，为实现改善流动儿童基本公共卫生服务的目的，采取有针对性的措施。

第八章　流动老年人口的健康状况及就医行为

第一节　引言

一　研究背景与意义

随着流动人口家庭化流动趋势的加强，流动老年群体规模逐年扩增。《中国流动人口发展报告 2017》显示，我国家庭化流动趋势加强，流入人口的家庭规模有所扩大。2015 年流动人口在流入地的平均家庭规模为 2.61 人，与 2013 年相比，增加了 0.11 人，超过一半的家庭有 3 人或以上同城居住，中国人口的迁移流动已经进入以家庭化迁移为主要特征的阶段。人口流动的家庭化带动了随迁老人数量的快速增长，流动老人数量随之不断增加。2010 年第六次全国人口普查数据与 2005 年 1% 人口抽样调查数据相比，5 年间流动老年人口增加了87.1 万人，占全部流动人口的比例达到 5.79%，而据 2015 年国家卫生计生委流动老人健康服务专题调查显示，流动老人占流动人口总量的比例已攀升至 7.2%。

流动老人较流动人口中的其他年龄段群体而言，具有更为突出的健康风险。虽然大部分流动老年人口经过"健康选择"且年龄较一般老年人口偏年轻化，但是相当数量的流动老人仍然受到慢性病的困扰。《中国流动人口发展报告 2017》指出，22% 的流动老人确诊患有高血压或糖尿病。对医疗卫生的服务需求会随着流动规模的增加和人口老龄化的加剧进一步增加，流动的特性又会导致这部分群体与流入地户籍老年人口在享受卫生服务时存在一定的差距。首先，从需求的角度来看，医疗保险的统筹层次以及城乡二元体制的差异在一定程度上限制了他们在流入地寻求医疗服务的主动性，导致这部分人群的医疗服务利用率不高，主动就医的积极性不高；其次，从供给的角度来看，针对流动老年人口的卫生服务资源并没有得到合理充足的配置，医疗卫生服务供给的不足，是影响这部分人群就医行为主动性的重要原因。

与同龄户籍老年人口相比，流动老年人口的流动性和一系列不利于流动老人群体接受卫生服务的因素的存在导致其面临更多的健康风险。目前针对这部分群体缺少合理有效的卫生服务利用政策，导致其整体就医水平和质量仍与当地户籍老人存在一定差距。已有研究表明：健康自评与躯体健康状况等客观指标有良好的一致性。因此，研究流动老年人口的自评健康状况及其影响因素，可以切实了解到流动老年人口的客观健康状况，为老年人的健康政策制定提供更加科学、可行和有效的依据，进而提高流动老年群体的健康水平。此外，对我国流动老年人口的就医行为及其影响因素加以研究，并运用结构方程模型对影响因素之间的关系进行探讨，梳理就医行为影响因素的作用路径及直接与间接效应，比较各因素之间的作用大小，可为进一步改善流动老年人口的就医行为，提高这部分人群的卫生服务利用质量提供理论支持，为切实解决他们的就医问题，更好地实现流动老人在流入地的健康融入与健康公平提供参考依据。

总的来说，我国老年流动群体规模不断扩大，且较其他群体具有更突出的健康风险。深入研究流动老年人口健康状况和就医行为的影响因素，有利于有针对性地提出卫生政策建议，进而提高流动老年群体的健康水平，推动"全民健康"发展要求的实现。

二 资料与方法

数据来源：本次研究所用数据来自两个调查：一是"2015 年全国流动人口动态监测调查"，本研究选取其中全部 60 岁以上流动人口。二是与动态监测同步进行的"流动老人专题调查"，该调查在北京、上海、大连、无锡、杭州、合肥、广州、贵阳 8 个城市开展，调查内容与动态监测调查一致。本研究分析利用的有效样本合计为 12153 人。

　　调查内容：问卷包括 4 部分：（1）家庭成员及其收支情况；（2）就业情况；（3）基本公共卫生和计划生育服务情况；（4）老年人医疗卫生服务情况。与流动老年人口相关的调查内容包括性别、年龄、教育程度、婚姻状况、收入来源、流动时间、流动原因、锻炼身体时间、是否患有慢性病（本研究主要考察高血压和糖尿病）、是否参加体检、生小病处理方式、流入地朋友数、是否参加社会医疗保险、需住院而未住院的原因等。问卷中自评健康的等级分为不健康、基本健康、健康，并分别赋值 0、1 和 2。是否患慢性病依据问卷中的问题"是否患有医生确诊的高血压或糖尿病"，患以上任意一种慢性病即认定为患慢性病，否则为无。生小病的处理方式依据对问卷中问题"平时生小病时通常如何处理"的回答，生小病界定为患者自感不舒服但对身体不会造成较大影响的疾病，处理方式分为自我医疗和看医生两类。

　　研究方法：采用 SAS 软件及 MPLUS 软件进行数据处理及统计分析。采用描述性统计分析方法对流动老年人口的基本人口特征、社会经济特征、健康状况、就医行为现状进行分析。采用单因素卡方检验分析不同特征流动老年人口的健康状况及就医行为。此外，进一步采用有序 Logistic 回归分析方法探讨流动老年人口自评健康的影响因素，采用二分类 Logistic 回归分析方法探讨流动老年人口就医行为的影响因素，并采用结构方程模型分析流动老年人口就医行为影响因素的作用机制。

第二节　流动老年人口基本情况

一　基本人口特征描述

　　调查的 12153 名流动老人中（见表 8.1），男性 6375 人（52.46%），女性 5778 人（47.54%），男性流动老年人口比例略高于女性；年龄跨度为 60~97 岁，平均年龄 66.23 岁，其中 60~69 岁 9180 人（75.54%），70~79 岁 2404 人（19.78%），80 岁及以上的 569 人（4.68%），高龄流动老人比例较低，流动老年群体年龄偏年轻化；婚姻状况方面，流动老人婚姻状况以在婚为主，在婚的有 9896 人（81.43%），在婚形式包括初婚和再婚；不在婚的 2257 人（18.57%），不在婚的形式主要包括未婚、离婚和丧偶，其中由丧偶导致不在婚状态的有 2059 人；教育程度方面，流动老人普遍受教育水平不高，未上过学的 2274 人（18.71%），上过小学的 4996 人（41.11%），初中 3085 人（25.38%），高中及以上的 1798 人（14.79%）；在流入地朋友数相对较少，朋友数≤5 个的 6615 人（54.43%），朋友数 6~10 个的 3167 人（26.06%），10 个以上的 2371 人（19.51%）。

表 8.1　流动老年人口基本人口特征

变量	分组	样本量	%
性别	女	5778	47.54
	男	6375	52.46
年龄（岁）	60~64	6242	51.36
	65~69	2938	24.18
	70~74	1570	12.92
	75~79	834	6.86
	80 岁及以上	569	4.68
教育程度	未上过学	2274	18.71
	小学	4996	41.11
	初中	3085	25.38
	高中及以上	1798	14.79
婚姻状况	不在婚	2257	18.57
	在婚	9896	81.43
户口	农业	7989	65.74
	非农业	4164	34.26
朋友数（个）	≤5	6615	54.43
	6~10	3167	26.06
	>10	2371	19.51

数据来源：2015 年"全国流动人口动态监测调查"与"流动老人专题调查"。①

---

① 本章分析数据均来自 2015 年"全国流动人口动态监测调查"与"流动老人专题调查"。

二 流动特征描述

被调查流动老年人口以流动 10 年以下、省内流动为主（见表 8.2）。流动原因方面，流动老年人口中因务工经商而流动的共 2817 人（23.18%），因照顾子女和孙辈而流动的共 4129 人（33.98%），占总调查人数的 1/3，因需要子女养老而选择流动的老年人口数量为 3914 人（32.21%），因其他原因而流动的老年人口共 1293 人（10.64%），老年人口的抚养功能和赡养需求成为最主要的两个流动原因。

表 8.2 流动老年人口流动特征

变量	分组	样本量	%
流动原因	务工经商	2817	23.18
	照顾子女及孙辈	4129	33.98
	养老	3914	32.21
	其他	1293	10.64
流动时间（年）	≤10	6891	56.70
	>10	5262	43.30
流动范围	省内流动	6966	57.32
	跨省流动	5187	42.68

三 社会经济情况描述

主要经济来源方面（见表 8.3），流动老人中以劳动收入为主要经济来源的有 2678 人（22.04%），以离退休/养老金为主的有 4174 人（34.35%），无收入依靠家庭成员补贴的有 5301 人（43.61%），流动老人以劳动收入和无收入为主的情况表明流动老人的经济保障稳定性不足。

医疗保险方面，本研究将流动老年人口的医疗保险水平划分为三类，其中，水平偏低的保险类型包括问卷答案为"以上几种都没有""不清楚"的两种；水平一般的保险类型涵盖"新型农村合作医疗保险""城乡居民合作医疗保险""城镇居民医疗保险"三种；水平偏高的保险类型包含"城镇职工医疗保险"和"公费医疗"两种。流动老人中医疗保险水平偏低的有 1798 人（14.79%），水平一般的有 7929 人（65.24%），水平偏高的有 2426 人（19.97%），大部分流动老人的医疗保险处于一般水平。

表 8.3　流动老年人口社会经济情况

变量	分组	样本量	%
主要经济来源	劳动收入	2678	22.04
	离退休/养老金	4174	34.35
	无收入	5301	43.61
医疗保险水平	水平偏低	1798	14.79
	水平一般	7929	65.24
	水平偏高	2426	19.97

四　健康行为描述

流动老年人口的健康行为不够积极（见表 8.4），较高的自我医疗比例和未参加体检比例会增强流动老年人口的健康风险，而且多数流动老年人口每天锻炼身体的时间多集中在 1 小时以内。这些行为都不利于老年人的健康保健。

表 8.4　流动老年人口的健康行为

变量	分组	样本量	%
生小病处理方式	看医生	5523	45.45
	自我医疗	6630	54.55
是否参加体检	是	4052	33.34
	否	8101	66.66
每天锻炼身体的时间（小时）	<1	4930	40.57
	1~2	4387	36.10
	>2	2836	23.34

第三节　流动老年人口健康状况及
影响因素

一　流动老年人口健康状况

结合调查问卷的内容，本研究从流动老年人口的自评健康、慢性病患病、患需住院疾病的情况来了解流动老年人口的主观和客观健康状况（见表 8.5）。

表 8.5　流动老年人口健康状况

变量	分组	样本量	%
自评健康	健康	5465	44.97
	基本健康	5351	44.03
	不健康	1337	11.00
患慢性病	是	2713	22.32
	否	9440	77.68
患需住院疾病	是	1192	9.81
	否	10961	90.19

（一）流动老年人口自评健康水平较高

根据流动老年人口健康状况的描述性分析，流动老年人口自评健康为"健康"及"基本健康"的比例为 89%，即接近九成的流动老年人口具有较高的健康自评水平，表明我国流动老人的主观健康感较高，一定程度上反映了我国流动老人的客观健康状况。

（二）流动老年人口的慢性病患病率较高，应引起重视

由数据可知，流动老年人口糖尿病和高血压两种慢性病确诊患病率为 22.32%，患病率较高。近年来，随着我国居民生活水平的不断提高，慢性非传染性疾病的患病率正逐年提高，慢性病也成为我国居

民的主要死因之一。流动老年人口基于流动的特性，难以在流入地获得足够的医疗卫生服务，因此流入地政府应该对流动老年人口的慢性病患病情况加以重视。

（三）近一成的流动老年人口患需住院疾病

由数据可知，9.81%的流动老人在过去的一年内患过需住院疾病。流动老人在流入地患需住院疾病涉及医疗照顾、异地报销、精神寄托等流动家庭往往难以解决的问题，需要流入地政府与医疗服务部门进一步采取措施予以帮扶。

二 不同特征流动老年人口自评健康状况比较

本次研究将流动老人的自评健康状况分为3类，其中自评为不健康的老人1337人（11%），自评为基本健康的老人5351人（44.03%），自评为健康的老人5465人（44.97%）。

不同特征的流动老年人口自评健康状况不同。根据对老年人健康自评的文献综述（刘恒等，2009；谷琳等，2006；胡月等，2013）及对流动老年人口特点进行分析，本研究将流动老年人口自评健康状况的影响因素分为五类，分别为基本人口特征、流动特征、老年人社会支持、健康行为和生理健康水平。分别将五类影响因素的各个具体变量与流动老年人口的自评健康状况做卡方检验，发现不同特征流动老年人口的自评健康状况存在差异。

（一）不同基本人口特征流动老年人口的自评健康状况比较

从性别来看，女性自评健康状况为"不健康"的比例为12.39%，高于男性，而自评健康状况为"健康"的比例为42%，低于男性。男性自评健康状况要好于女性。男性女性在流动老年人口自评健康状况上的差异具有统计学意义（$\chi^2 = 47.07$，$p < 0.0001$）。

从教育程度来看，教育程度越低，自评为"不健康"的流动老年人口比例越高，积极健康自评的整体倾向则相反。受教育程度越高，流动老年人口的自评健康状况越好。不同教育程度的流动老年人口在自评健康状况方面的差异具有统计学意义（$\chi^2 = 351.18$，$p < 0.01$）。

从婚姻状况来看，不在婚状态流动老年人口自评为"不健康"的比例高于在婚状态的流动老年人口，自评为"健康"的情况则相反，可以认为，在婚状态的流动老年人口的健康自评状况要好于不在婚状态的流动老年人口。不同婚姻状态下流动老年人口的健康自评状况差异具有统计学意义（$\chi^2 = 178.63$，$p < 0.0001$）（见表 8.6）。

表 8.6 不同基本人口特征的流动老年人口自评健康比较

单位：人，%

变量	取值	不健康	基本健康	健康	χ^2	P
性别	女	716（12.39）	2635（45.60）	2427（42.00）	47.07	< 0.01
	男	621（9.74）	2716（42.60）	3038（47.65）		
教育程度	未上过学	458（20.14）	1041（45.78）	775（34.08）	351.18	< 0.01
	小学	550（11.01）	2218（44.40）	2228（44.60）		
	初中	212（6.87）	1297（42.04）	1576（51.09）		
	高中及以上	117（6.51）	795（44.22）	886（49.28）		
婚姻状态	不在婚	414（18.34）	1015（44.97）	828（36.69）	178.63	< 0.01
	在婚	923（9.33）	4336（43.82）	4637（46.86）		

（二）不同流动特征流动老年人口的自评健康状况比较

从流动原因来看，不同流动原因的老年人口自评健康情况差异较大。以务工经商为主要流动原因的流动老年人口自评健康最好，以照顾子孙为主要流动原因的流动老年人口次之，以养老为主要流动原因的老人自评健康情况最差。不同流动原因的流动老年人口自评健康状况的差异具有统计学意义（$\chi^2 = 814.98$，$p < 0.0001$）。

从流动时间来看，流动时间为 10 年及以下的老人在健康自评状况方面好于流动时间大于 10 年的老人。不同流动时间的老人在健康自评状况方面的差异具有统计学意义（$\chi^2 = 22.50$，$p < 0.0001$）。

从流动范围来看，跨省流动的老年人口其健康自评状况要好于省内流动的老年人口，跨省的流动老年人口健康比例远高于省内流动的老年人口；而跨省的流动老年人口不健康比例远低于省内流动的老年人口中不健康者所占比例，差异有统计学意义（见表8.7）。

表8.7 不同流动特征的流动老年人口自评健康比较

单位：人，%

变量	取值	不健康	基本健康	健康	χ^2	p
流动原因	务工经商	143（5.08）	1018（36.14）	1656（58.79）	814.98	<0.01
	照顾子孙	245（5.93）	1796（43.50）	2088（50.57）		
	养老	728（18.60）	1890（48.29）	1296（33.11）		
	其他	221（17.09）	647（50.04）	425（32.87）		
流动时间（年）	≤10	694（10.07）	2991（43.40）	3206（46.52）	22.50	<0.01
	>10	643（12.22）	2360（44.85）	2259（42.93）		
流动范围	省内流动	930（13.35）	3222（46.25）	2814（40.40）	176.55	<0.01
	跨省流动	407（7.85）	2129（41.04）	2651（51.11）		

（三） 不同社会支持因素的流动老年人口自评健康状况比较

从流动老年人口在流入地的朋友数量来看，朋友数越多，自评为"健康"的比例越高，相反，自评为"不健康"的比例越低。由此可见，流动老年人口在流入地拥有的朋友越多，越倾向于具有更好的自评健康状况。流动老年人口在流入地的朋友数与其自评健康状况的差异相关情况具有统计学意义（$\chi^2 = 118.20$，$p < 0.0001$）。

从收入来源来看，以劳动收入为主要收入来源的流动老年人口自评为"健康"的比例为61.28%，而以离退休养老金为主要收入来源和无收入的流动老人自评为"健康"的比例分别只有44.47%和37.13%，在自评为"不健康"方面，以劳动收入为主的老人的比例也远低于其他两种收入来源的老人。由此可知，以劳动收入为主要收入来源的流动老年人口自评健康状况要远好于其他收入来源的流动老人，无收入的流动老年人口的自评健康情况最差。不同收入来源流动老年人口的自评健康差异具有统计学意义（$\chi^2 = 623.76$，$p < 0.0001$）。

从医疗保险水平来看，具有高水平医疗保险的流动老年人口的自评健康状况要好于中等水平和低水平的流动老年人口，医疗保险水平的提升对流动老年人口的自评健康状况有正向效应。不同医疗保险水平的流动老年人口自评健康的差异具有统计学意义（$\chi^2 = 33.31$，p < 0.0001）。

表 8.8　不同社会支持因素的流动老年人口自评健康比较

单位：人，%

变量	取值	不健康	基本健康	健康	χ^2	p
朋友数（个）	≤5	879（13.29）	2984（45.11）	2752（41.60）	118.20	<0.01
	6~10	264（8.34）	1404（44.33）	1499（47.33）		
	>10	194（8.18）	963（40.62）	1214（51.20）		
收入来源	劳动收入	81（3.02）	956（35.70）	1641（61.28）	623.76	<0.01
	离退休养老金	364（8.72）	1954（46.81）	1856（44.47）		
	无收入	892（16.83）	2441（46.05）	1968（37.13）		
医疗保险水平	低	197（10.96）	835（46.44）	766（42.60）	33.31	<0.01
	中	943（11.89）	3404（42.93）	3582（45.18）		
	高	197（8.12）	1112（45.84）	1117（46.04）		

（四）不同健康行为的流动老年人口自评健康状况比较

健康行为的养成有利于提高个体的身心健康水平，日常锻炼身体和定期参加体检都被广泛认为是老年人口健康行为的表现形式。

从锻炼时间来看，每天锻炼时间超过两小时的流动老年人口中自评为"健康"的比例为 49.72%，1~2 小时的为 46.71%，小于 1 小时的只有 40.69%，自评为"不健康"的比例高低则完全相反。表明流动老年人口每天的锻炼时间越长，自评健康状况越好的倾向。不同锻炼时间流动老年人口自评健康状况的差异具有统计学意义（$\chi^2 = 189.18$，p < 0.0001）。

从参加体检的情况来看，参加了体检的老年人自评为"基本健康"及以上的比例高于没有参加过体检的老年人，为 90.85%。总的来说，参加过体检的流动老年人口自评健康状况要优于未参加过体检的流动老年人口。是否参加体检对流动老年人口自评健康状况的影响具有统计学意义（$\chi^2 = 21.46$，$p < 0.0001$）。

表8.9　不同健康行为的流动老年人口自评健康比较

单位：人，%

变量	取值	不健康	基本健康	健康	χ^2	p
锻炼时间（小时）	< 1	761（15.44）	2163（43.87）	2006（40.69）	189.18	< 0.01
	1 ~ 2	371（8.46）	1967（44.84）	2049（46.71）		
	> 2	205（7.23）	1221（43.05）	1410（49.72）		
体检	否	996（11.92）	3516（43.40）	3619（44.67）	21.46	< 0.01
	是	371（9.16）	1835（45.29）	1846（45.56）		

（五）不同生理健康水平的流动老年人口自评健康状况比较

老年人自评健康状况作为老年人自我感受的主观测量指标，一定程度上是老年人客观健康状况的直观反映，也很大程度上受到了老年人客观身体健康状况的影响。因此，本研究认为生理健康水平是流动老年人口自评健康状况的影响因素之一。而随着我国经济的快速发展和医疗条件的提升，慢性病成为我国老年人最大的疾病威胁，严重影响着我国老年人口身心健康水平的发展改善。因此，本研究将是否被医生确诊患有慢性病（糖尿病和高血压）这一变量作为流动老年人口生理健康水平的表现。

从慢性病确诊情况来看，确诊患有慢性病的流动老年人口自评为"健康"的比例为25.76%，而未患有慢性病流动老年人口的比例则过半，在自评为"不健康"方面，确诊患有慢性病的流动老年人口的比例则远高于未确诊患有慢性病的流动老年人口。由此可见，未患有慢性病流动老年人口的自评健康状况远好于患有慢性病的流动老年人口，生理健康水平越好的流动老年人口，自评的健康水平越高。是否确诊患有慢性病对流动老年人口的自评健康状况有显著影响（$\chi^2 = 861.15$，$p < 0.0001$）（见表8.10）。

表 8.10 不同生理健康水平的流动老年人口自评健康比较

单位：人，%

变量	取值	不健康	基本健康	健康	χ^2	p
慢性病	无	683（7.24）	3991（42.28）	4766（50.49）	861.15	< 0.01
	有	654（24.11）	1360（50.13）	699（25.76）		

三 流动老年人口自评健康状况影响因素分析

在进行了基本人口特征、流动特征、社会支持因素、健康行为、生理健康水平五组自变量分别与流动老年人口自评健康状况的单因素交叉分析的基础上，本研究进一步运用回归模型对影响流动老年人口自评健康状况的因素进行研究。

在本研究中，流动老年人口自评健康分为"不健康"、"基本健康"和"健康"三类，因此采用有序 Logistics 回归模型来进行影响因素分析。采用逐步回归法（纳入标准为 0.10，排除标准为 0.10）筛选变量。

研究结果显示，影响流动老年人口自评健康状况的因素主要包括：年龄、教育程度、流动原因、流动时间、当地的朋友数、锻炼身体的时间、是否患慢性病（见表 8.11）。

表 8.11 流动老年人口自评健康的有序多分类 Logistic 回归分析

因素	取值	p 值	OR 值	95% CI	
年龄	连续变量	< 0.01	0.95	0.94	0.95
教育程度	小学及以下				
	初中	0.04	1.29	1.18	1.41
	高中及以上	< 0.01	1.38	1.226	1.55
流动原因	务工经商				
	照顾子孙	< 0.01	1.47	1.27	1.72
	养老	< 0.01	0.73	0.63	0.85
	其他	< 0.01	0.63	0.52	0.74

因素	取值	p 值	OR 值	95% CI	
流动时间（年）	≤10				
	>10	<0.01	0.85	0.79	0.92
朋友数（个）	≤5				
	6~10	0.53	1.18	1.08	1.29
	>10	<0.01	1.32	1.19	1.45
医疗保险	低水平				
	一般水平	0.64	1.03	0.93	1.15
	高水平	0.11	1.13	0.97	1.29
锻炼时间（小时）	<1				
	1~2	0.09	1.37	1.26	1.48
	>2	<0.01	1.63	1.48	1.79
慢性病	无				
	有	<0.01	0.32	0.29	0.35

结果显示，从年龄来看，流动老年人口的年龄与自评健康水平成反比，高龄老人比低龄老人更倾向于消极地健康自评，这与高龄老人自身机能降低导致自理能力和生理健康水平降低有很大的关系。从教育程度来看，教育程度越高的流动老人越倾向于积极地健康自评。从流动原因来看，务工经商的流动老年人口更倾向于积极地健康自评，以照顾子孙为主要流动原因的流动老人更积极健康自评的概率是务工经商流动老人的 1.47 倍，而以养老为主要流动原因的老人更积极健康自评的概率只有务工经商流动老人的 2/3，其原因主要在于务工经商流动老人与养老流动老人存在年龄及身体素质方面的差异。从流动时间来看，流动时间在 10 年以上的老人相比于流动时间在 10 年以下的老人更倾向于消极地健康自评，长期流动不利于老人的健康发展。从朋友数来看，流动老年人口在流入地的朋友数越多，自评健康相对越好，流动老年人口流入地朋友数与自评健康状况呈正相关关系。从锻炼时间来看，在一定的锻炼时间限度内，流动老年人口锻炼时间越长，自评健康状况越好，增加锻炼活动有利于流动老年人口健康自评

分值的提高。从慢性病确诊情况来看，确诊患慢性病的流动老人自评健康状况劣于未患有慢性病的老人，患慢性病的流动老人更积极健康自评的概率仅有未患慢性病老人的32%。

第四节　流动老年人口的就医行为及其影响因素分析

就医行为是一个相当广泛的概念，泛指人们在感到身体不适或出现某种疾病症状时采取的寻求医疗帮助的观念、表现和行动，是一种十分复杂的心理和社会行为，有的学者称其为求医行为、患病行为等（黄佳妮等，2012；王森，2015；F. D. 沃林斯基，1999；徐爱军等，2012）。大部分学者都认为就医行为是一个过程，具有阶段性、复杂性、宽泛性的特征。伴随着健康转型、医保制度的建立和老年人口的增加，就医行为的定义逐渐得到了延伸，自我保健的内容、更广阔的就医地点、更丰富的医疗服务提供人员也被包括在内（张容瑜等，2012；肖莹莹，2016）。随着就医行为内涵的不断拓展，测量就医行为的指标除了寻求医疗服务的相关指标之外，预防行为中的"是否定期体检"等指标的使用也获得了不少学者的认可。本研究所界定的就医行为属于广泛性的定义，测量就医行为的指标包括了"生小病后处理方式"和"是否参加体检"。

一　就医行为理论模型

安德森卫生服务利用行为模型是健康与卫生服务领域最具有影响力的理论模型之一，主要研究使用医疗服务的原因和选择医疗服务的方式，其将影响个体使用医疗服务的因素分为了三大类。

（1）倾向因素（Predisposing Characteristics）

是指在疾病发生之前，倾向于使用医疗服务的人所具有的特质。主要包括三个方面：①人口学因素（Demographic），是生物基础因素，传统上主要包括年龄、性别等人口学特征因素；②社会结构因素（Social Structure），是个体在社会上所处的地位，能反映个体处理和解决问题的能力，通常的指标包括教育程度、职业类别、种族及其他代表个体社会地位的指标；③健康信念（Health Beliefs），是所有可能影响个体对医疗服务利用的理解和对就医需求理解的因素，包括个体持有的对健康以及对接受医疗服务的态度、价值观以及具备的相关知识等。

（2）能力因素（Enabling Resources）

是指保证个体能够得到医疗服务的必需因素。包括以下两个层面：①个人和家庭所拥有的资源（Personal/Family Resources），包括收入、是否有固定的就医资源、是否有医疗保险等；②社区资源（Community Resources），传统上包括社区卫生服务的质量、医疗服务的价格、社区卫生服务人员的配备比例、到医疗机构的距离、候诊的时间等。

（3）需要因素（Need）

反映生理健康状况需要程度的因素，体现了机体层面寻求和利用医疗服务的原因。包括以下两个层面：①感知健康状况（Perceived），如自评健康状况等；②专业评估的健康状况（Evaluated），如医护人员对个体身心健康和疾病状况的诊断。

本部分研究以安德森卫生服务利用行为模型为基础，根据研究设计和数据的可得性构建理论模型（见图8.1）。

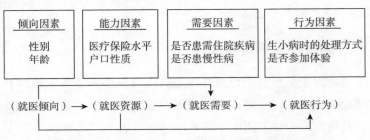

图8.1　流动老年人口就医行为研究理论框架

本研究选取的相应因素有如下几类。

倾向因素：流动老年人口的性别、年龄、婚姻、教育程度，这类因素可以基本等同于流动老年人口的社会人口学特征变量。

能力因素：流动老年人口的医疗保险水平、户口性质，这类因素可以看作流动老年人口所拥有的就医资源。

需要因素：流动老年人口是否患需住院疾病、是否患慢性病，这类因素可以看作流动老年人口的就医需求。

行为因素：流动老年人口是否参加体检、生小病时的处理方式。

在上述理论框架的基础上，本研究对流动老年人口的就医行为及其影响因素进行了描述性分析、单因素分析、Logistic 回归分析和结构方程模型分析，从中探讨流动老年人口就医行为的影响因素及其作用机制。

二　流动老年人口就医行为

（一）流动老年人口就医行为特点

本研究分别利用问卷中的两个问题——生小病时的处理方式、是否参加体检——作为流动老年人口就医行为测量指标。生小病时的处理方式是寻求医疗服务的具体指标，是否参加体检是健康预防行为的具体指标，两者的结合研究能全面掌握流动老年人口的就医行为情况。

从就医方式的选择上可以看出，在生小病时，45.45% 的流动老年人口选择看医生，54.55% 的流动老年人口选择自我医疗；从是否参加体检这一问题可以看出，一年内参加过体检的只有 33.34%，没有参加过体检的有 66.66%（见表 8.12）。

从参加体检和生小病处理方式的数据，我们可以认为流动老年人口的就医行为不够健康。较高的自我医疗比例和未参加体检比例会增加流动老年人口的健康风险，不利于流动老年人口的健康保健。

表 8.12　流动老年人口的就医行为情况

变量	取值	样本量	%
是否参加体检	是	4052	33.34
	否	8101	66.66
生小病处理方式	看医生	5523	45.45
	自我医疗	6630	54.55

（二）不同特征流动老年人口就医行为比较

分别将就医行为的 2 个指标作为因变量，通过单因素分析，初步判断基本人口特征因素、就医资源因素和就医需要因素对就医行为的影响。将生小病处理方式记为因变量 $Y1$（0 = 自我医疗，1 = 看医生），是否接受体检记为因变量 $Y2$（0 = 否，1 = 是）。采用卡方检验进行统计分析，检验水准为 0.05。

1. 生小病处理方式的单因素分析

①不同特征流动老年人口生小病后处理方式的差异

从性别来看，男性选择看医生的比例为 44.17%，女性选择看医生的比例为 46.85%，女性生小病后更加倾向于选择看医生。男性女性在生小病处理方式选择上的差异有统计学意义（$\chi^2 = 8.76$，p = 0.0031）。

从年龄来看，60 ~ 69 岁、70 ~ 79 岁组均是选择自我医疗的人多于看医生的人，证明在这两个年龄段内老人生小病时更加倾向于选择自我医疗的方式，相反，80 岁以上的老人生小病时更加倾向于去看医生。总体来看，年龄越大越倾向于选择去看医生，而年龄越小越倾向于选择自我医疗，不同年龄组的流动老人在生小病时的选择差异具有统计学意义（$\chi^2 = 36.87$，p < 0.0001）。

从婚姻状态来看，不在婚状态老人的就医行为要优于在婚状态的老人，处于不在婚状态的流动老人在生小病后更加倾向于选择看医生的就医方式，比例约为 50%，而在婚状态的老人在生小病后选择看医生的比例不足 45%。不同婚姻状态在生小病处理方式的选择上存在差异，差异有统计学意义（$\chi^2 = 20.35$，p < 0.0001）。

从教育程度来看，无论在何种教育程度水平上流动老人均是选择自我医疗的人多于看医生的人。总体来看，未上过学的老人中生小病选择去看医生的比例约为 48%，大于初中及以上教育水平中的相应比例（约为 45%），教育程度为小学的此比例最低，约为 44%。不同教育程度的老人在生小病时的选择差异具有统计学意义（$\chi^2 = 10.03$，p = 0.0066）（见表 8.13）。

表 8.13　不同基本人口特征流动老年人口生小病处理方式比较

单位：人，%

变量	取值	自我医疗	看医生	合计	χ^2	p
性别	女	3071（53.15）	2707（46.85）	5778	8.76	<0.01
	男	3559（55.83）	2816（44.17）	6375		
年龄（岁）	60~69	5126（55.84）	4054（44.16）	9180	36.87	<0.01
	70~79	1253（52.12）	1151（47.88）	2404		
	80 及以上	251（44.11）	318（55.89）	569		
婚姻	不在婚	1135（50.29）	1122（49.71）	2257	20.35	<0.01
	在婚	5495（55.53）	4401（44.47）	9896		
教育	未上过学	1177（51.76）	1097（48.24）	2274	10.03	<0.01
	小学	2785（55.74）	2211（44.26）	4996		
	初中及以上	2668（54.64）	2215（45.36）	4883		

②流动因素对生小病后处理方式选择的影响

从流动时间来看，流动时间为 10 年及以下和 10 年以上的流动老年人口在生小病时选择去看医生的比例都在 45% 左右。不同流动时间的流动老人在生小病处理方式上的选择差异不具有统计学意义（$\chi^2 = 1.01$，$p = 0.31$）。

从流动范围来看，省内流动的老年人口和跨省流动的老人都倾向于采取自我医疗的方式，自我医疗的比例分别为 56.56% 和 51.86%，省内流动老年人口自我医疗的比例更高一些，不同流动范围的流动老人在就医选择上的差异具有统计学意义（$\chi^2 = 26.49$，$p < 0.0001$）（见表 8.14）。

表 8.14　不同流动特征流动老年人口生小病处理方式比较

单位：人，%

变量	取值	自我医疗	看医生	合计	χ^2	p
流动时间（年）	≤10	3732（54.16）	3159（45.84）	6891	1.01	0.31
	>10	2898（55.07）	2364（44.93）	5262		
流动范围	省内流动	3940（56.56）	3026（43.44）	6966	26.49	<0.01
	跨省流动	2690（51.86）	2497（48.14）	5187		

③就医资源因素对生小病后处理方式选择的影响

从户口性质来看，农业户口的流动老人在生小病时更加倾向于选择自我医疗的方式，农业户口的流动老人选择看医生的比例为44.55%，非农业户口的流动老人选择看医生的比例为47.17%。不同户籍的流动老人在生小病处理方式的选择上存在显著差异（$\chi^2 =$ 7.56，p = 0.0060）。

从医疗保险水平来看，无论何种待遇水平的流动老人在生小病时都倾向于自我医疗，生小病时选择自我医疗的比例都维持在54%左右，不同水平的医保类型对就医选择差异的影响不具有统计学意义（$\chi^2 = 0.73$，p = 0.69）。

表 8.15　不同就医资源水平流动老年人口生小病处理方式比较

单位：人，%

变量	取值	自我医疗	看医生	合计	χ^2	p
户口性质	农业	4430（55.45）	3559（44.55）	7989	7.56	<0.01
	非农业	2200（52.83）	1964（47.17）	4164		
医保水平	偏低	971（54.00）	827（46.00）	1798	0.73	0.69
	一般	4348（54.84）	3581（45.16）	7929		
	偏高	1311（54.04）	1115（45.96）	2426		

④就医需要因素对生小病后处理方式选择的影响

总体来看，患有慢性病的流动老人与不患慢性病的流动老人相比，在生小病时更加倾向于选择看医生的方式。是否患慢性病对流动老人在生小病处理方式选择上的影响存在显著差异（$\chi^2 = 13.84$，p = 0.0002）。

从患需住院疾病的情况来看，患需住院疾病的流动老年人口更加倾向于在生小病时选择看医生，比例达到56%左右，而未患有需住院疾病的流动老人，选择看医生的比例不足45%，是否患需住院疾病对老人在生小病时处理方式选择上的影响造成的差异具有统计学意义（$\chi^2 = 59.83$，p < 0.0001）（见表 8.16）。

表 8.16　不同就医需要水平流动老年人口生小病处理方式比较

单位：人，%

变量	取值	自我医疗	看医生	合计	χ^2	p
是否患 慢性病	否	5235（55.46）	4205（44.54）	9440（100）	13.84	<0.01
	是	1395（51.42）	1318（48.58）	2713（100）		
是否患需 住院疾病	否	6106（55.71）	4855（44.29）	10961（100）	59.83	<0.01
	是	524（43.96）	668（56.04）	1192（100）		

2. 是否参加体检的单因素分析

①不同特征流动老年人口是否参加体检情况比较

从性别来看，超过 66% 的男性和女性都没有参加过体检，男性女性在参加体检上的差异不具有统计学意义（$\chi^2 = 0.27$，$p = 0.60$）；从年龄来看，60~69 岁、70~79 岁和 80 岁及以上的老年人口中没有参加体检的人口都远远多于参加过体检的人口，参加过体检的人口分别占各个群组的比例为：33.24%、34.28%、31.11%。总体来看，不同年龄构成的老人参加体检情况的差异不具有统计学意义（$\chi^2 = 2.27$，$p = 0.32$）；从婚姻状态来看，无论何种婚姻状态老人中没有参加体检的比例都远高于参加体检的比例，在婚状态中参加体检的老人比例（33.87%）要高于不在婚状态中的比例（31.01%），婚姻状态在流动老年人口参加体检上的差异具有统计学意义（$\chi^2 = 6.75$，$p = 0.0094$）；从教育程度来看，教育程度越高，参加体检的老人比例也越高，各个群组中参加过体检老年人口比例分别为：28.85%、33.07%、35.72%。总体来看，不同教育程度的老人在参加体检情况上的差异具有统计学意义（$\chi^2 = 33.21$，$p < 0.0001$）（见表 8.17）。

表 8.17　不同基本人口特征流动老年人口是否参加体检情况比较

单位：人，%

变量	取值	否	是	合计	χ^2	p
性别	女	3838（66.42）	1940（33.58）	5778（100）	0.27	0.60
	男	4263（66.87）	2112（33.13）	6375（100）		

续表

变量	取值	否	是	合计	χ^2	p
年龄 （岁）	60～69	6129 (66.76)	3051 (33.24)	9180 (100)	2.27	0.32
	70～79	1580 (65.72)	824 (34.28)	2404 (100)		
	80 及以上	392 (68.89)	177 (31.11)	569 (100)		
婚姻	不在婚	1557 (68.99)	700 (31.01)	2257 (100)	6.75	<0.01
	在婚	6544 (66.13)	3352 (33.87)	9896 (100)		
教育	未上过学	1618 (71.15)	656 (28.85)	2274 (100)	33.21	<0.01
	小学	3344 (66.93)	1652 (33.07)	4996 (100)		
	初中及以上	3139 (64.28)	1744 (35.72)	4883 (100)		

②流动因素对是否参加体检的影响

从流动时间来看，流动时间在 10 年以上的流动老年人口参加体检的比例（34.83%）要高于流动时间在 10 年及以下的比例（32.20%），差异具有统计学意义（$\chi^2 = 9.30$，p = 0.0023）；从流动范围来看，省内流动的老年人口参加体检的比例（38.52%）高于跨省流动的老年人口的比例（26.39%），差异具有统计学意义（$\chi^2 = 196.59$，p < 0.0001）（见表 8.18）。

表 8.18　不同流动特征流动老年人口是否参加体检情况比较

单位：人，%

变量	取值	否	是	合计	χ^2	p
流动时间 （年）	≤10	4672 (67.80)	2219 (32.20)	6891	9.30	<0.01
	>10	3429 (65.17)	1833 (34.83)	5262		
流动范围	省内流动	4283 (61.48)	2683 (38.52)	6966	196.59	<0.01
	跨省流动	3818 (73.61)	1369 (26.39)	5187		

③就医资源因素对是否参加体检的影响

从户口性质来看，非农业户口的流动老人中参加体检的比例（37.46%）要高于农业户口中的比例（31.19%），差异具有统计学意义（$\chi^2 = 48.43$，p < 0.0001）；从不同医疗保险水平来看，医疗保险水平越高，参加体检的流动老年人口比例就越高，不同水平医保类型的体

检状况的差异具有统计学意义 ($\chi^2 = 99.60$, $p < 0.0001$)（见表8.19）。

表8.19 不同就医资源特征流动老年人口是否参加体检情况比较

单位：人，%

变量	取值	否	是	合计	χ^2	p
户口	农业	5497 (68.81)	2492 (31.19)	7989	48.43	<0.01
	非农业	2604 (62.54)	1560 (37.46)	4164		
医保水平	偏低	1321 (73.47)	477 (26.53)	1798	99.60	<0.01
	一般	5343 (67.39)	2586 (32.61)	7929		
	偏高	1437 (59.23)	989 (40.77)	2426		

④就医需要因素对是否参加体检的影响

总体来看，患慢性病的老人中参加体检的比例（35.20%）高于未患慢性病的老人（32.81%），患慢性病的流动老人参加体检的情况要好于未患慢性病的流动老人，但差异不具有统计学意义（$\chi^2 = 5.43$, $p = 0.02$）；从患需住院的疾病的情况来看，患需住院疾病的流动老年中参加体检的人口比例与未患需住院疾病的流动老年人口中体检的比例基本持平，差异无统计学意义（$\chi^2 = 0.01$, $p = 0.92$）（见表8.20）。

表8.20 不同就医需要特征流动老年人口是否参加体检情况比较

单位：人，%

变量	取值	否	是	合计	χ^2	p
是否患慢性病	否	6343 (67.19)	3097 (32.81)	9440	5.43	0.02
	是	1758 (64.80)	955 (35.20)	2713		
是否患需住院疾病	否	7308 (66.67)	3653 (33.33)	10961	0.01	0.92
	是	793 (66.53)	399 (33.47)	1192		

三 流动老年人口就医行为影响因素分析

在单因素分析的基础上，我们利用二分类 Logistic 回归方法，分别以"生小病时的处理方式"（0＝自我医疗，1＝看医生）和"是否参加体检"（0＝否，1＝是）作为因变量，采用逐步回归的分析方法，建立就医行为影响因素分析模型。自变量包括单因素分析中涉及的四大类变量：基本人口特征因素（性别、年龄等）、流动因素（流动范围、流动时间）、就医资源因素（户口性质、医疗保险水平等）、就医需要因素（是否患慢性病、是否患需住院的疾病），变量纳入标准为 $\alpha = 0.10$。

（一）生小病处理方式的影响因素分析

研究结果显示：性别、年龄、婚姻状况、流动范围、户口性质、是否患需住院的疾病是影响流动老年人口生小病处理方式选择的关键因素（见表 8.21）。

表 8.21 流动老年人口生小病处理方式 Logistic 回归分析结果

变量	取值	p 值	OR 值	95% CI	
性别	女				
	男	0.02	0.91	0.85	0.98
年龄（岁）	60~69				
	70~79	0.18	1.11	1.01	1.22
	80 及以上	0.01	1.44	1.21	1.73
婚姻状况	不在婚				
	在婚	0.01	0.87	0.79	0.96
流动范围	省内流动				
	跨省流动	<0.01	1.23	1.15	1.33
户口性质	农业				
	非农业	0.01	1.11	1.03	1.19
是否患需住院疾病	否				
	是	<0.01	1.57	1.39	1.78

从性别来看，相对于女性，男性在患小病时更加倾向于选择自我医疗而不是看医生的方式，男性选择看医生的概率为女性的 91%；从年龄来看，相对于 60~69 岁的老人，80 岁及以上的老人在生小病时更加倾向于选择看医生的方式，具体来看，80 岁及以上的老人选择看

医生的比例是 60～69 岁老人的 1.44 倍；从婚姻状态来看，在婚的老年人口相对于不在婚的老年人在生小病时更加倾向于选择自我医疗的方式，选择看医生的概率是不在婚流动老人的 87%；相对于省内流动的老年人口，跨省流动的老年人口生小病时更加倾向于选择去看医生，选择看医生的比例是省内流动老人的 1.23 倍；相对于农业户口的流动老年人口，非农业户口的老人更加倾向于生小病后去看医生，选择看医生的比例是农业户口的 1.11 倍；相对于未患需住院疾病的老人，患有需住院疾病的老人在生小病时更加倾向于选择看医生的方式，选择看医生的比例是未患病老人的 1.57 倍。

（二）是否参加体检的影响因素分析

将所有自变量同时纳入以是否参加体检为因变量的逻辑回归模型中，发现性别、教育程度、流动时间、流动范围、户口性质和医疗保险水平是影响流动老年人口是否参加体检的关键因素（见表 8.22）。

表 8.22　流动老年人口是否参加体检 Logistic 回归分析结果

变量	取值	p 值	OR 值	95% CI	
性别	女性				
	男性	0.07	0.93	0.86	1.01
教育程度	未上过学				
	小学	0.12	1.19	1.07	1.34
	初中及以上	0.01	1.26	1.12	1.42
流动时间（年）	≤10				
	>10	0.01	1.15	1.07	1.25
流动范围	省内流动				
	跨省流动	<0.01	0.57	0.53	0.62
户口性质	农业				
	非农业	0.01	1.17	1.05	1.29
医疗保险	水平偏低				
	水平一般	0.83	1.25	1.11	1.40
	水平偏高	<0.01	1.53	1.32	1.77

由回归结果可知：从性别来看，相对于女性而言，男性参加体检的概率为女性的 93%，女性更倾向于选择参加体检；从教育程度来看，初中及以上学历的老年人口较未上过学的老人参加体检的概率要高，是未上过学的 1.26 倍，流动老年人口的受教育程度越高，参加体检的概率越大；相对于流动时间在 10 年及以下的老人，流动时间在 10 年以上的老人参加体检的比例是 10 年及以下人口的 1.15 倍；跨省流动的老年人口参加体检的状况要差于省内流动的老年人口，参加体检的概率是省内流动老人的 57%；从户口性质来看，相对于农业户口的流动老年人口，非农业户口的老人更倾向于参加体检，参加体检的比例是农业户口老人的 1.17 倍；相对于医疗保险水平偏低的老人，水平越高，参加体检的比例就会越高，具体来看，水平偏高的老人参加体检的比例是水平偏低老人的 1.53 倍。

四　流动老年人口就医行为影响机制分析

对流动老年人口就医行为的影响机制研究采用结构方程模型（徐秀娟，2004；王济川等，2011；易丹辉，2008；王孟成，2014）的方法。模型的构建分两部分进行：第一部分通过验证性因子分析检验测量模型是否合适，即验证本研究根据安德森卫生服务利用行为模型理论确定的观察指标是否合适。第二部分，根据安德森卫生服务利用行为模型构建反映各潜变量之间关系的初始路径模型，并进行修正，最终得出就医行为模型，并用路径分析图表示各潜变量之间的关系。

（一）测量模型构建

根据就医行为影响因素的有关研究理论构造初始的测量模型。测量模型共包含就医行为、就医资源、就医需要 3 个潜变量，分别用"生小病处理方式""是否参加体检""医疗保险水平""户口性质""是否患慢性病""是否患需住院的疾病"等 6 个观察变量来测量（见图 8.2、表 8.23）。

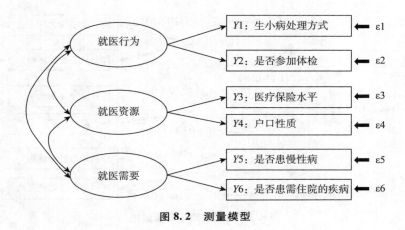

图 8.2 测量模型

表 8.23 模型中潜变量和相应观察变量

潜变量	观察变量
就医行为	Y1：生小病处理方式
	Y2：是否参加体检
就医资源	Y3：医疗保险水平
	Y4：户口性质
就医需要	Y5：是否患慢性病
	Y6：是否患需住院的疾病
性别	X1：性别
年龄	X2：年龄

（二）验证性因子分析

验证性因子分析主要是检验预设的因子模型的拟合能力，检验观察变量的因子个数和因子荷载之间的预期是否达到一致。本次研究中的结局变量均为二分类变量，因此使用了带分类标识的 CFA 模型，得到验证性因子分析结果和标化因子载荷结果（见图 8.3、表 8.24）。

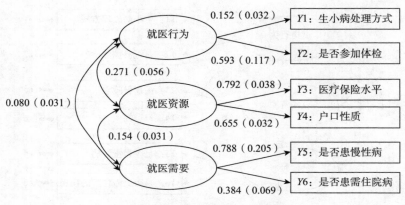

图 8.3 验证性因子分析结果

表 8.24 就医行为模型因子荷载

观察变量	潜变量	标化系数	p 值
生小病处理方式	←就医行为	0.152	0.00
是否参加体检		0.593	0.00
医疗保险水平	←就医资源	0.792	0.00
户口性质		0.655	0.00
是否患需住院的病	←就医需要	0.788	0.00
是否患慢性病		0.384	0.00

本次研究进行验证性因子分析的潜变量主要包括就医行为、就医资源、就医需要，由于前面每一个标识只负载到一个因子上，测量误差项互不相关，因子间彼此相关，做多因子 CFA 模型。通过对测量模型进行检验，依据 RMSEA、SRMR、CFI、TLI 等指标判定拟合情况，本次测量模型的拟合指数如表 8.25 所示，可以发现各指标均在可接受范围内。

表 8.25 测量模型拟合效果评价

指标	RMSEA	RMSEA（90% CI）	CFI	TLI
指标值	0.035	0.030 ~ 0.042	0.986	0.964
可接受值	≤0.06（越小越好）	≤0.08（越小越好）	>0.90	>0.90

从测量模型的因子载荷来看，一般认为因子载荷在 0.6 以上可认为该因子在该维度表达良好，0.3～0.6 为可接受范围，小于 0.3 则要考虑剔除因子或更改归因维度。本次模型因子分析结果，除就医行为的观察变量生小病处理方式的因子载荷数 （0.152） 较低以外，就医资源和就医需要均可通过现有拟定的显变量进行测量，载荷指数表现良好。就医资源的两个观察变量因子载荷分别为医疗保险水平 （0.792）、户口性质 （0.655）；就医需要各观察变量的因子载荷分别为是否患需住院的疾病 （0.788）、是否患慢性病 （0.384）。鉴于模型构建的需要，生小病处理方式的因子载荷虽低于 0.3，但是 p 值小于 0.001，有统计学意义，故保留在模型之内。

（三） 结构模型

本研究中的模型假设中，共有 3 个潜变量：就医行为、就医资源、就医需要，另外纳入的协变量可以看作 2 个外生潜变量，其中，2 个协变量分别对内生潜变量就医需要和就医行为有直接影响，就医资源对就医需要有直接影响，就医资源和就医需要对就医行为有直接影响。

（四） 变量赋值表和全路径图

接下来在上述测量模型和结构模型的基础上，构建出就医行为影响因素结构方程模型的理论模型 （见图 8.4）。变量类型及赋值见表 8.26。

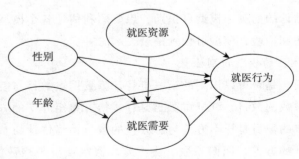

图 8.4　结构模型

表 8.26　结构方程模型分析变量类型及赋值

潜变量名称	观察变量名称	观察变量赋值
就医行为	生小病处理方式	0 = 自我医疗；1 = 看医生
	是否参加体检	0 = 否；1 = 是
就医资源	医疗保险水平	0 = 水平偏低；1 = 水平一般；2 = 水平偏高
	户口性质	0 = 农业户口；1 = 非农业户口
就医需要	是否患需住院的病	0 = 否；1 = 是
	是否患慢性病	0 = 否；1 = 是
性别	性别	0 = 女；1 = 男
年龄	年龄	0 = 60 ~ 69 岁；1 = 70 ~ 79 岁；2 = 80 岁及以上

在研究模型图中，将每个潜变量测量指标中一组指标的路径系数设定为默认值 1，给定每组测量指标一个随机误差值 e。内生潜变量就医行为、就医资源、就医需要分别给定一个残差项 ζ，外生潜变量性别和年龄不需要设定残差项，模型中的单向箭头代表影响关系，即潜变量之间的线性因果关系，回归系数表示关系的大小。

图 8.5 是本研究基于结构方程模型的就医行为影响因素模型全路径图。

（五）结构方程模型的识别

模型估计的前提是模型可识别，想要顺利估计各个模型参数并进行模型修正和检验，模型可识别是最关键的一步。

1. 整体性的模型识别检验

确定模型是否可以识别的第一步是计算数据点数目与模型中待估计的自由参数的数目，SEM 的数据是样本协方差矩阵中的方差与协方差，数据点的数目是样本方差与协方差的数目，待估计的参数是指模型中待估计的方差、回归系数、协方差、截距项与平均数的总数目，

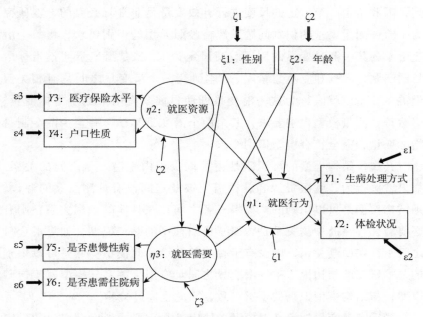

图 8.5　基于结构方程模型的就医行为影响因素模型全路径

模型的整体识别依据 t 法则。[①]

　　本研究从测量指标的数目来看，共有 2 个外生测量指标，6 个内生测量变量，*df* 为 14 > 0，依据 t 法则，模型属于过度识别，可以进行参数的估计与检验。

　　2. 测量模型、结构模型与潜变量的界定

　　首先，测量模型的识别涉及两个问题。一是潜变量测量尺度的问题，由于潜变量不能由实际观测得到，只能根据假设由模型估计得

---

① t 法则：$DP = \dfrac{(p+q)(p+q+1)}{2}$，其中 *p* 指的是外生测量指标的数目，*q* 指的是内生测量指标的数目，形成的数据点数目就是包括所有观察变量的协方差和方差，待估计的自由参数记为 *t*，模型自由度 *df* = *DP* – *t*。模型的识别根据 *df* 的正负号，简称 t 法则。①当 *t* < *DP* 时，模型为过度识别，这是模型检验最理想的识别结果，只有在这种情况下才能进行模型适配度的检验。②当 *t* = *DP* 时，模型为恰好识别，这种情况下模型适配性无法得到检验。③当 *t* > *DP* 时，模型为识别不足，这种情况下无法进行模型的参数估计。

到，因此给定一个特定的尺度进行有效度量是非常有必要的，本研究为了验证测量模型的识别问题，严格参照模型的识别要求，将每个潜变量中的某一测量变量的因子载荷设定为1；二是潜变量测量指标数目的问题，根据独立丛集策略，① 本研究三个潜变量之间具有相关假设关系，所以就医行为这一潜变量即使目前只有两个测量指标变量，仍然符合测量模型识别要求，其余两个潜变量都是含有至少两个测量指标变量，完全符合模型识别要求。

其次，结构模型的可识别性主要取决于内生潜变量之间的关系。如果就医行为、就医资源和就医需要彼此之间没有预测关系的假设，则结构模型是可以识别的。如果三者之间存在具体的预测关系，则有必要验证存在的预测关系是否属于递归模型的路径模型，如果潜变量之间不存在回溯关系，则没有干扰残差假设，此模型仍然是可以识别的，本研究的结构模型中各潜变量之间具有因果关系，模型属于递归模型，与结构模型识别的要求一致，因此也通过检验。

最后，潜变量的定义对模型的稳定性很重要，外生潜变量的设定通常是将外生潜变量的方差设定为一个常数，一般设定为1，这样标准化后便于各个潜变量之间进行比较。对于内生潜变量，通常是将其中的一个测量指标的因子载荷固定为常数，一般设定为1，本研究的假设模型依然符合潜变量的界定要求。

经过上述分析，本研究的假设模型满足结构方程模型可识别的各种条件，假设模型是可识别的。

（六）模型参数的估计

1. 模型估计的方法

本研究所使用的测量指标是分类变量，故采用以加权最小二乘法为基础的稳健估计方法 WLSMV 进行模型估计。

---

① 独立丛集策略：当潜变量之间具有相关假设关系时，每一个潜变量允许只含有 2 个测量指标，当潜变量之间不具有相关假设关系时，每一个潜变量至少需要 3 个测量指标进行测量。

2. 样本的违犯估计检验

在评估模型的适应性之前,有必要进一步确认估计系数是否超过可接受范围,如果不在可接受范围内,则模型获得的解就不是最合适的解。

目前针对违犯估计的检验有两条原则:其一:标准化系数接近或者大于1;其二:存在负的误差方差。经检验,本研究拟合模型中潜变量间的参数估计系数在 -0.077~0.290 之间,潜变量对测量变量的参数估计系数在 0.187~0.825 之间,不存在负的误差方差,各项指标均在合理范围内,所得解为最合适解。

(七)模型参数评价

1. 模型整体适配度

模型评价可以通过不同拟合参数的比较进行,衡量假设模型与实际观察数据的拟合程度的指标在前面的综述中已经提到,下面就本次研究参照的参数进行详细展示。

本次研究采用 RMSEA、RMSEA(90% CI)、CFI、TLI 这四个参数进行评价,研究结果见表 8.27。

表 8.27 结构方程模型拟合效果评价

指标	RMSEA	RMSEA(90% CI)	CFI	TLI
指标值	0.032	0.028~0.036	0.975	0.951
可接受值	≤0.06(越小越好)	≤0.08(越小越好)	>0.90	>0.90

从拟合结果来看,RMSEA、RMSEA(90% CI)、CFI、TLI 这四个参数都在可接受的范围之内。

2. 模型内在适配度

模型内在适配度主要从测量模型和结构模型两个方面进行,测量模型主要看测量指标是否能较好地反映潜变量,结构模型主要关注模型构建的各路径是否显著,估计的参数是否合适以及能否得到合理的解释。

测量模型中各测量指标与其对应的因子载荷均是显著的,对比验证性因子分析结果，各观察变量对应潜变量的解释力度有所改善；结构方程模型中，除了两个协变量对就医行为的路径不显著之外，其余路径均显著（见表8.28）。

表 8.28　路径系数估计

具体路径	标准误	路径系数	标化路径系数
就医资源→就医行为	0.086	0.022	0.290 **
就医需要→就医行为	0.021	0.011	0.091 *
就医资源→就医需要	0.245	0.026	0.192 **
性别→就医行为	−0.010	0.009	−0.028
年龄→就医行为	0.009	0.009	0.026
性别→就医需要	−0.124	0.024	−0.077 **
年龄→就医需要	0.322	0.022	0.220 **

注：显著性水平 ** 表示 $p < 0.01$，* 表示 $p < 0.05$。

（八）结构方程模型的完善与修正

基于安德森卫生服务利用行为模型构建的假设模型，在适配度检验中1个参数未能达到理想状态，表明构建的模型有可能需要做进一步的修正。对模型的修正主要依据的就是模型结果中所提供的修正指数 MI（Modification Index），修正指数的大小意味着放开对模型中某一个参数的约束之后，整个模型卡方值的减少量。结构方程模型修正必须基于以下两点：一是根据修正指数对模型进行修正，一般从 MI 指数高的参数进行修正，在一定程度上会使模型得到更好的拟合，但是这种调整只是一种试验性的修正；二是所调整的两个变量必须基于一定的理论依据，这样进行的调整才符合修正规则和模型拟合的原则。

本研究的修正过程基于以上两点，根据分析结果中提供的 MI 值的大小，又兼顾理论上可解释性的拟合原则，发现模型在此基础上不需要自由化更多的固定参数，故保留第一次的模型结果，模型趋近完善。

（九）结构方程模型分析结果

结构方程模型中的效应包括直接效应和间接效应，直接效应指的是某一变量对结果变量的直接影响，路径系数的大小通常反映了直接效应的大小；间接效应是指某一个变量通过另外一个或者多个变量间接作用于结果变量，间接效应的大小等于这个变量到结果变量的各条路径的路径系数的乘积之和。间接效应和直接效应之和即变量对结果变量的总效应。图 8.6 为流动老年人口就医行为结构方程模型的全路径结果。

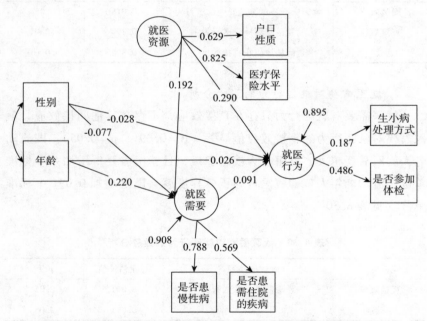

图 8.6　流动老年人口就医行为结构方程模型全路径结果

1. 就医资源对就医行为的影响分析

就医资源作用于就医行为的总效应是直接效应和间接效应的总和，就医资源对就医行为的直接效应显著（$\beta = 0.290$，$p = 0.000$），即流动老人就医资源越丰富，就医行为的发生就会越积极，且就医资源每增加一个标准单位，流动老年人口的就医行为积极程度就会随之增加 0.290 个标准单位；同时就医资源通过中介变量（就医需要）对就医行为产生间接影响，间接效应的大小可以解释为就医资源对就医行为的效应在多大程度上是间接地通过影响就医需要来实现的，其间接效应值为（$\beta = 0.192 \times 0.091 = 0.018$，$p = 0.05$），故就医资源对就医行为的总效应值为（$\beta = 0.290 + 0.018 = 0.308$，$p = 0.000$），总间接效应占总效应的比例为6%（$0.018/0.308 = 0.06$），即就医资源作用于就医行为有大约6%是通过就医需要间接影响就医行为的（见表8.29）。

表 8.29　就医资源对就医行为的效应分析

效应类型	效应路径	标化估计值	p 值
间接效应	就医资源→就医需要→就医行为	0.018	0.05
直接效应	就医资源→就医行为	0.290	< 0.01
总效应	间接效应 + 直接效应	0.308	< 0.01

2. 就医需要对就医行为的影响分析

就医需要对就医行为只存在直接效应，不存在其他间接效应，就医需要对就医行为的直接效应值显著（$\beta = 0.091$，$p = 0.05$）。即流动老人就医需要越大，就医行为就越积极，且就医需要每增加一个标准单位，流动老年人口的就医行为积极程度就会随之增加 0.091 个标准单位（见表 8.30）。

表 8.30　就医需要对就医行为的效应分析

效应类型	效应路径	标化估计值	p 值
直接效应	就医需要→就医行为	0.091	0.05
总效应		0.091	0.05

3. 协变量对就医行为的影响分析

性别对就医行为的直接效应不显著（$\beta = -0.028$，$p = 0.247$），且通过中介变量（就医需要）对就医行为产生的间接影响也不显著（$\beta = -0.077 \times 0.091 = -0.07$，$p = 0.07$），性别对就医行为的总效应也不显著，效应值为 $-0.028 - 0.07 = -0.035$（$p = 0.152$）。年龄对就医行为的直接效应不显著（$\beta = 0.026$，$p = 0.30$），但通过中介变量

（就医需要）对就医行为产生的间接影响显著（β = 0.220 × 0.091 = 0.02，p = 0.05），年龄对就医行为的总效应值为（β = 0.026 + 0.02 = 0.046，p = 0.06），间接效应占总效应的比例为 0.02/0.046 = 0.43，即年龄作用于就医行为有大约 43% 是通过就医需要间接影响就医行为的（见表 8.31）。

表 8.31　年龄对就医行为的效应分析

效应类型	效应路径	标化估计值	p 值
间接效应	年龄→就医需要→就医行为	0.020	0.05
直接效应	年龄→就医行为	0.026	0.30
总效应	间接效应 + 直接效应	0.046	0.06

4. 就医资源→就医需要的效应分析

就医资源对就医需要只存在直接效应，且直接效应显著（β = 0.192，p = 0.000）（见表 8.32）。

表 8.32　就医资源对就医需要的效应分析

效应类型	效应路径	标化估计值	p 值
直接效应	就医资源→就医需要	0.192	0.000
总效应	间接效应 + 直接效应	0.192	0.000

综上所述，本研究建构的就医行为影响因素模型中，就医资源对就医行为有显著正效应；就医需要对就医行为有显著正效应；两个协变量对就医行为的直接影响不显著（见表 8.33）。

表 8.33　各潜变量对结果变量的效应标准系数汇总

潜变量	直接效应	间接效应	总效应
就医资源	0.290 **	0.018 **	0.307 **
就医需要	0.091 **	—	0.091 **
年龄	0.026	0.02 **	0.046 *
性别	− 0.028	− 0.07 *	− 0.035

注：显著性水平 ** 表示 p < 0.01，* 表示 p < 0.05。

第五节　流动老年人口健康促进对策建议

一　讨论

（一）流动老年人口健康状况较好，但健康意识淡薄，缺乏就医主动性和健康的生活方式

流动老年人口自评健康状况较一般老年人口自评健康状况更为乐观，自评健康为基本健康和健康的比例合计高达 90%，明显高于一般老年人口的自评健康水平。首先从流动老年人口的年龄构成来看，超过 50% 的流动老年人口年龄在 60~64 岁，相对年轻化的年龄结构是造成整个流动老年群体健康自评结果偏向积极的原因之一，这与老年人的基本生理机能随着年龄的增加逐渐退化的自然规律相符，年龄相对越小，健康状况相对越好，通常越有能力外出照顾子女和经商等。其次流动这一动态行为本身对健康状况有选择偏好，选择流动的老年人口（除外出就医和养老的人口）身体状况通常满足流动对健康的要求，这在一定程度上就把身体状况不好的老人排除在流动范围之外。这种双向的健康选择机制也是造成整个流动老年群体健康自评结果偏向积极的重要原因。

与此同时，研究结果显示，将近 55% 的流动老年人口在生小病后选择自我医疗的方式，远高于 2013 年第五次卫生服务调查的两周治疗情况中自我医疗的比例（14.1%）。同时，研究显示一年内参加体检的流动老人比例不足 40%。以上就医行为的选择情况反映出流动老年人口健康意识淡薄、缺乏就医主动性的问题。另外，流动老人锻炼时间是影响流动老年人口健康的重要因素之一，在一定的范围内，较多的锻炼时间有利于流动老人的健康水平提高，但是，数据显示 70% 的流动老人每天锻炼时间不足两小时。

健康意识的提高依赖于健康教育，然而流动老年人口在接受健康教育方面存在种种困难。首先，流动老年人口的健康教育接受度普遍偏低。流动老人在流入地缺乏依靠，要承受来自家庭、工作等多方面的压力，无暇接受健康教育，同时流出地未发挥集聚优势，在承担健康教育工作中存在缺位现象，导致健康教育工作未落实下去。其次，健康教育的内容缺乏针对性，尤其缺少专门针对老人预防保健及就医行为的内容。最后，有关部门未提供契合流动老年人实际状况的合理的宣传方式。

综上所述，基于年轻化和"健康选择"等原因，流动老年人口整体健康状况良好，但受到各种内外部因素的影响，流动老年人口健康教育不足，健康意识淡薄，没有形成健康的生活方式，不能及时采取积极的就医行为，存在就医主动性差的问题，不利于流动老年人口健康水平的进一步提高。

（二）社会支持对流动老年人口的健康状况和就医行为都有显著影响

在流动老年人口自评健康状况方面，多因素分析结果表明，流动老年人口的健康自评状况除了受社会人口学和经济社会特征影响之外，也受到流入地朋友数、医疗保险水平、收入来源等社会支持因素的影响。流入地朋友数的多寡一定程度上反映了老人在流入地主观感受到的社会支持，社会支持理论也从社会学的角度进一步验证了积极的社会参与和良好的社会支持对个人的心理健康有明显的正向促进作用，进而影响人们自评健康的水平。已有研究发现，随着年龄的增加，老人更加看重的是社会环境以及心理和情感上的支持，不同来源的社会支持对老年人的心理健康有不同的影响，其中配偶影响最大，其次是朋友，最后是子女（楚蓓等，2015；陈露等，2015；游毅等，2015）。由此看来，从流动老人居住的场所入手，举办丰富的社区联谊活动，同时积极开展志愿服务，不断满足老人的情感需求，提高老人主观感受到的社会支持力度，将对流动老人的自评健康状况产生积极影响。

在流动老年人口就医行为方面，结构方程模型结果显示，就医资源对就医行为的直接作用达到了 0.29，说明流动老人的就医行为很大程度上是一种资源驱动性行为，是否拥有就医资源是影响这部分人群就医行为的重要因素。不同户口性质及不同医疗保险待遇水平对流动老年人口的就医行为都有显著影响，而不同户口性质和医疗保险水平都是社会支持和社会福利的体现，表明了社会支持因素对流动老年人口的就医行为同样具有显著影响。流动老年人口中大部分都是农业户口且享有的医疗保险水平不高，从而在就医资源和社会支持方面处于不利地位。一方面，在我国，户口性质一定程度上体现出人口的收入和社会保障水平，非农业户口的流动老人就医资源较好，在就医行为方面也好于农业户口的流动老人；另一方面，我国医疗保险制度尚未实现完全统筹，流动老年人口还面临由跨地域生活导致的医疗福利待遇损失。因此，流动老年人口在就医资源方面的不足严重制约了其就医行为的改善。

因此，充分提高各个社会支持因素的水平，对改善流动老年人口的健康状况和就医行为都具有重要意义。

（三）关注不同流动特征对流动老年人口自评健康和就医行为的重要影响

由于具有"流动性"，流动老年人口与户籍老年人口在健康状况和就医行为上的表现有一定的差异性。在充分考虑到流动老年人口与户籍老年人口在基本人口特征、社会支持、生理健康水平等方面的差异后，也应该增加对流动特征这一因素对流动老年人口健康水平和就医行为影响情况的关注，从而实现对流动老年人口自评健康和就医行为内部差异情况的了解和把握，以利于实现对流动老年人口的针对性管理。

多因素回归分析发现，流动时间和流动原因对流动老年人口自评健康状况有显著性影响。流动时间在 10 年及以下的老人自评健康状况优于流动时间为 10 年以上的老人，一方面，流动时间 10 年以上的老人在整体年龄上往往大于流动时间 10 年及以下的老人，具有年龄上的劣势；另一方面，我国人口流动方向大部分是农村流向城市或中小城市流向大城市，具有向上流动的大趋势，同时流动时间越长，往往社会融合度越高，流动时间 10 年以上的老人久居城市，更容易获得良好的医疗条件，对自身的健康水平要求往往也更高。流动原因方面，务工经商的老人自评健康最优，照顾子女的老人次之，以养老为主要流动原因的老人自评健康情况最差。原因不难理解，务工经商的老人往往较为年轻，生理健康水平较高，同时单因素分析发现以劳动收入为主要收入来源的老人具有更高的健康自评状况；而养老的流动老人情况则与务工经商老人完全相反，大多年龄更高，身体更不健康需要被人照顾。

就医行为方面，流动范围对流动老年人口生小病的处理方式有显著影响，省内流动的老年人生小病时比跨省流动的老年人更倾向于选择自我医疗的方式，主要原因在于跨省流动家庭往往拥有更高的收入水平；流动时间10年以上的老人参加体检的情况好于流动时间10年及以下的老人，体现了长期流动的老人在流入地社会融合度更高；跨省流动的老人参加体检的情况比省内流动的老人差，表明体检的覆盖范围主要集中于省内人口，对跨省流动老人的覆盖工作仍需改进。

不同流动特征的老人在健康状况和就医行为方面有显著性差异，只有明确和重视这些群体内部差异，才能提高对流动老年人口管理工作的效率，有针对性地提出有利于流动老人健康促进的政策性建议。

二　建议

（一）加强对流动老年人口的健康教育，提高流动老年人口的健康意识

健康意识能直接影响就医行为，也能通过健康行为间接影响自评健康状况，应积极提倡健康的生活方式，不断提高流动老年人口的健康意识水平。流动老年人口作为流动人口中的特殊群体，健康意识较差，随着年龄的增大，对健康的需求增大，对健康教育服务的需求也逐渐增大，但是流动人口的流动性和不稳定性导致健康教育这一基本公共卫生服务在这一群体的实施难度较大。

因此，为了提高对流动老年人口健康教育的效率，在开展对流动老年人口的健康教育活动时，必须充分结合我国流动老年人口的特征。首先，重视流动老年人口的健康素养评估工作，根据评估的结果

为其提供水平相适应的健康教育知识。其次，立足于社区，通过社区宣传栏和宣传单等多种方式相结合来传递健康教育知识，充分调动流动老年人口参与到健康教育中的兴趣，增强流动老人自我健康促进的能力，尤其针对流动老年人口偏年轻化的现状，着重做好慢性病的预防和慢性病的管理工作。最后，动员全社会的力量参与到健康教育宣传工作中，建立志愿者队伍，形成长效的健康教育机制。

教育程度是流动老年人口自评健康状况和就医行为的重要影响因素之一，通过对流动老年人口进行健康教育的干预，有利于改善流动老年人口健康意识薄弱、健康行为不良和就医主动性差的现状。

（二）发挥社区和社会对流动老年人口的社会支持能力

要通过社区和社会的力量，全面提高流动老年群体的社会支持，提高流动老人自评健康水平，改善流动老人的就医行为。

在基层社区层面，可从流动老人居住的场所入手，举办丰富的社区联谊活动，同时积极开展志愿服务，不断满足老人的情感需求，有利于增加老人在流入地的朋友数量，促进老人在流入地的社会融合，通过这种方式提高老人主观感受到的社会支持，将对流动老人的自评健康产生积极影响。另外，社区卫生服务中心应积极主动为辖区内的流动老人提供基本卫生服务，如定期的身体检查，增加老人对基层卫生服务中心的了解，从而提高老人对基层卫生服务中心的信任感。基层卫生服务中心在处理小病方面具有便利和收费较低的优势，提高流动老人对基层卫生服务中心的利用率，可拓展流动老人的就医资源，有利于促进流动老人就医行为的改善。

从社会层面，一方面，要提高流入地政府对流动老年人口健康问题的重视程度，促进健康公平从政府做起，在进行社会公共服务资源分配时，充分考虑人口流动因素，资源分配向人口流入地倾斜。在这种情况下，流入地政府应尽量保证流动老人与户籍老人在当地享有平等的公共服务，增加流动老人在当地的福利待遇，促进老人在当地的社会融合，提高老人的身心健康水平。另一方面，流动老人往往难以学会流入地的方言，且明显具有流出地的口音。应当在全社会形成尊重和关爱流动老人的风尚，尽力减少对流动老人不尊重的行为，改善老人在流入地的社会生活环境。

（三）加快推进城乡医疗保障制度的整合进度，提高医保的区域统筹层次

目前我国医疗保险统筹层次不高，大部分省份的医疗保险仅达到市级统筹，流动老人在跨市跨省就医时，整个医疗保险报销过程烦琐冗长，现有的异地医保制度让流动老人难以在就医期间缓解家庭的经济压力。此外，我国社会医疗保障制度仍然存在城乡二元分化的情况，农业户口的流动老人身处消费较高的城市而享受保障水平较低的农业居民保险，难以满足流动老人的医疗保障需求。

因此，为了改善流动老年人口的就医资源，首先，应加快整合城镇居民基本医疗保险和新型农村合作医疗保险两项制度，建立统一的城乡居民基本医疗保险制度。其次，要进一步提高医疗保险的统筹层次，充分做好异地就医的结算服务以及医疗保险关系转移接续的相关手续办理工作，降低流动老人家庭进行医疗报销工作的难度。最后，我国老年人慢性病患病率较高，给老人的家庭带来了长期的医疗费用负担，当前我国流动老人医疗保险达到较高水平的比例不到20%，提高当前社会基本医疗保险对老人的保障水平，也是老年人健康促进的重要对策之一。

（四）倡导流动老年人口的积极老龄化

在2002年的马德里国际老龄大会上与会者提出了积极老龄化的理念（蒋子桓，2011），鼓励老年人参与社会，发挥余热。倡导流动老年人口的积极老龄化，有利于流动老年人口的健康促进。

首先，社区和各级老龄协会要积极开展活动，例如各种小型运动比赛或者较为轻松的志愿活动，参加社会活动既有利于使老年人保持积极主动的心态，又有利于锻炼老年人的身体素质，从身心两个层面促进老人健康水平的提高。其次，有些经济参与能适当提高老年人的收入水平，劳动收入既能够提高流动老人的自评健康水平，又有利于

发挥老年人的潜能，增加社会人力资本，因此，流入地政府可以为流动老人提供一些力所能及的工作岗位，促进流动老人"老有所为"，增加流动老人在流入地的归属感。最后，本次研究表明加强体育锻炼能够提高流动老年人口的自评健康水平，这与以往的研究结论一致。客观健康水平的提高依赖于个人健康的生活方式，因此，基层社区应该鼓励流动老人积极锻炼，向流动老年人口灌输健康的生活方式和健康理念，完善社区内的基础公共设施，提高各种体育设施的利用率，进而提高流动老年人口的健康水平。

（五）发现重点人群特征，有针对性地改善流动老年人口健康方面存在的问题

研究发现，不同流动特征老人的自评健康状况和就医行为具有显著性差异，即老年流动群体内部存在较大的差异性。无论是政府宏观的政策制定，抑或是社区对辖区流动老人的扶危济困，只有发现重点人群特征，才能做到有针对性地改善流动老年人口健康方面存在的问题，提高工作效率。

发现流动老人在健康状况和就医行为方面的重点人群特征，首先，需要加强对流动老人基本情况的动态监测，定期获取流动老人的健康信息，形成流动老人的动态监测网络，规范化和信息化对流动老人的管理和服务；其次，要依靠老龄群体研究领域的科研工作者根据可得的流动老人信息进行科学研究，丰富流动老人健康领域的研究成果，为实际老龄工作提供科学指导；最后，流入地政府和基层单位都应该培养和提高具体问题具体分析的能力，针对流动老人的不同特征，能动地进行流动老人的管理工作。

第九章 研究结论与政策建议

第一节 主要研究结论

对流动人口卫生服务利用的研究既具有现实意义，又具有政策背景。一方面，正如第一章节中所述，流动人口是传染病、职业病、生殖健康问题和心理问题的高风险人群，卫生和健康状况不容乐观；另一方面，随着国家和社会对流动人口认识的演变以及"以人为本"执政理念的发展，政府对流动人口的卫生政策从早期的"防范式管理"（偏重于传染病防控）转向为"提供服务与注重公平"，由此催生了一系列覆盖流动人口的卫生服务政策。本书前面的章节主要利用流动人口动态监测数据，以安德森医疗卫生服务利用模型为理论基础，对流动人口的基本公共卫生服务利用、医疗卫生服务利用、职业安全与防护教育以及不同亚群的服务利用情况及影响因素进行了相对独立又具有内在联系的研究。在此基础上，对本书的一些主要研究结论进行如下总结。

一 流动人口卫生服务利用的整体特点

（1）基本公共卫生服务利用的总体水平较低

实施国家基本公共卫生服务项目，是促进基本公共卫生服务逐步均等化的重要内容，流动人口也是我国基本公共卫生服务政策的覆盖人群。研究发现，2013 年，流动人口一年内的体检比例不高（33.02%）、居民健康档案建立率低（23.84%）、针对流动人口的健康教育覆盖面不广，结果数据远远低于流入地本地居民，也远未达到

"十二五"时期基本公共卫生服务标准。这反映出流动人口群体并未充分享受基本公共卫生服务均等化的改革成果，整体上流动人口基本公共卫生服务利用水平较低。另外，根据 2015 年和 2013 年全国流动人口动态监测数据的统计结果，两年间流动人口健康档案建立率增长不足 6 个百分点。基本公共卫生服务利用的增长速度缓慢，相关工作亟须大力改进。

（2）医疗卫生服务利用水平相对偏低

研究结果表明，2013 年，流动人口两周患病就诊率为 1.96%，同期国家卫生服务调查中，城市人口两周就诊率为 13.3%，农村人口为 12.8%，直接表现了流动人口在医疗卫生服务利用上的极大劣势。究其原因，主要在于城市医疗费用太贵以及报销困难，正如 2013 年资料显示，流动人口新农合参保率为 67.23%，其他医疗保险参保率为 20.81%，但流动人口最近一次看病的医疗费用得以报销的比例却不足 20%。与其他群体相比，医疗费用异地报销问题是流动群体所特有的、长期难以解决的医疗卫生服务利用难题。但是，近年来各种医改政策和理念都集中反映了国家对流动群体就医问题的关注和重视。流动人口医疗卫生服务工作现状确实存在不足，但未来的发展趋势是乐观而值得期待的。

（3）流动女性和儿童的卫生服务利用状况明显改善

研究发现，女性流动人口的计划生育服务利用和流动儿童的预防接种、健康管理服务利用总体水平良好。女性流动人口的孕产妇保健服务利用率与城乡居民差异不大，产前检查率、产后访视率、计划生育技术服务利用率都处于较高水平。流动儿童的预防接种率达到90%，健康管理服务利用率超过 80%，也处在较高水平，与城乡居民相当。流动女性和儿童良好的卫生服务利用状况主要在于家庭和国家的共同努力。在家庭中，女性（尤其是孕产妇）和儿童往往是受到重点关注和照顾的成员，具有较高的卫生服务需求和服务利用主动性；从国家层面，计划生育国策的大力推行显著促进了妇女计生卫生保健工作，长期实行的儿童免费疫苗接种工作也已经深入民心，都成为进一步促进其他卫生服务利用水平提高的突破口。

（4）劳动群体和老年群体的卫生服务利用还存在较大不足

数据显示，劳动力流动人口中，没有接受过职业安全与健康防护培训的人数超过一半，48.18%的流动人口所在单位并未要求工作中穿戴工作服，仅有27.58%的流动人口在工作中能完全严格按要求穿戴工作服。职业卫生及防护应是劳动流动人口公共卫生服务的重要内容，显然用人单位在服务提供方面功能缺失，流动人口对于职业卫生及防护的主动意识也不足。

老年流动人口的比例和规模都不大，这可能是老年流动群体卫生服务工作发展缓慢的重要原因之一。超过2/3的老年流动人口一年内没有参加过体检，超过一半的老年流动人口生小病时选择自我医疗，可以看出老年流动人口在公共卫生服务和医疗卫生服务方面的利用率都非常低，但老年流动人口与其他人群相比，具有相对更高的健康风险，发展老年流动人口的卫生服务工作同样具有重要意义。

二 流动人口是一个经过了"健康选择"的群体，健康水平较高，但健康意识较欠缺

根据2013年全国流动人口动态监测数据，流动人口两周患病率为2.82%，远低于2013年全国居民两周患病率24.10%，反映出流动人口较好的生理健康水平。这是由于流动的"健康选择"，即选择流动的人群身体状况通常满足流动对健康的要求，在一定程度上把身体状况不好的人排除在流动范围之外。但与生理健康水平相反的是，流动人口的健康意识相对薄弱。只有20.47%的流动人口经常主动了解或寻求健康相关信息，31.95%的流动人口很少或从不主动了解健康相关知识；近五年内有40.17%的流动人口从未参加过健康体检；两周患病者中应就诊而未就诊的比例为30.66%，其中6.67%的病例未采取任何治疗措施，高于同期城市地区的比例（6.4%）。这些数据都是流动人口健康意识欠缺的表现。健康意识直接影响健康行为和卫生服务利用，若不对流动人口低水平的健康意识问题加以干预和改善，流动人口将面临更高的健康风险。

三 对服务的不知晓和不熟悉是流动人口卫生服务未利用的重要原因

超过30%的流动人口因为"不知道"而未利用健康教育服务，37.15%的女性流动人口未建立《孕产妇保健手册》的原因是"不知道需要建册"，超过一半的流动儿童未建立《0－6岁儿童保健手册》的原因是家长"不知道怎么建册"。与医疗卫生服务利用有所差异的是，公共卫生服务的费用普遍较低甚至免费，经济原因往往不是流动人口公共卫生服务未利用的主要原因，而实证研究结果也表明，对卫生服务不知晓和对接受服务流程不熟悉是流动人口卫生服务未利用的重要原因。在此情况下，如何提升流动人口的服务知晓率，成为流动人口卫生服务工作能否进一步发展的重要课题。

四 健康教育对流动人口的卫生服务利用具有显著的正向影响，但健康教育的发展还很不充分

多因素分析发现，健康教育因素对流动人口的多项卫生服务利用具有显著的影响作用。与未接受健康教育的流动人口相比，接受了健康教育的流动人口参加健康体检的概率要高47%，接受职业安全与健康防护培训的概率要高43%，接受慢性病服务的概率要高近9倍，健康教育在提高流动人口卫生服务利用方面起着至关重要的作用。而同时，健康教育也是基本公共卫生服务的重要组成部分之一，2013年，流动人口接受过健康教育的比例为64.13%，远低于国家规定的健康教育覆盖率。其中，"不知道"、"没时间"和"不需要"是流动人口没有在本地接受健康教育服务的主要原因，进一步发展健康教育，需要相关教育部门和流动人口个体的共同努力。

第二节 政策建议

健康是人力资本的重要组成部分，是人类生存和发展的基础，每个人都有获得良好健康的权利。公平和公正是健康领域的重要目标，

面对规模日益壮大的流动人口，如何促进流动人口卫生服务项目的可及性，如何提高他们的卫生服务利用率，如何改善各个流动人口亚群体的健康状况，是我国正在面临的严峻而重大的课题。针对以上问题，本书提出以下对策建议。

一 开展和创新针对流动人口的健康教育活动，提高流动人口的健康风险意识

人们对预防保健和医疗服务的需求是一种派生需求，是由健康的需求派生而来的。经过了"健康选择"的流动人口，普遍具有较高的身体素质，同时又具有较低的健康意识和健康素养，进而形成流动群体健康需求不足、卫生服务利用水平低的现状。开展健康教育，是提高流动人口健康意识、促进其健康行为的重要和有效途径之一，旨在实现流动人口的健康促进，促使流动人口主动要求服务，维护和改善自身健康。

为了改善现行流动人口健康教育活动效率低、针对性不强的情况，有必要对健康教育活动的内容、形式以及场所进行创新。首先，在内容上，一方面要重视流动人口健康素养评估工作，根据评估结果为流动人口提供水平适当的健康知识，另一方面要健全知识体系，全面讲授各项卫生服务的意义、具体内容和参与方式，重点填平流动入口在预防保健和职业安全防护方面的知识盲区。其次，在形式上，要顺应信息化潮流，采用新媒体方式弥补传统媒体传播方式的不足，实现对不同流动人口即时即地的个性化健康教育。最后，在场所上，考虑到流动人口工作强度大，主动参与活动的动力不足，基层卫生部门应积极寻求与流动人口集中的工厂企业负责人员的配合，灵活变更健康教育场所，有效落实针对流动人口的健康教育工作。

二 积极拓展新形式的宣传方式，改善流动人口卫生服务项目知晓情况

知晓服务是利用服务的前提条件，知晓率也是衡量政策项目执行

效果的重要方面之一。调查研究发现，"没听说过"基本公共卫生服务，是国家推行的惠民卫生政策在流动人口群体中利用率较低的主要原因，流动人口卫生服务利用水平的提升重在提高卫生服务项目和政策的知晓率。依靠健康教育提高流动人口健康素养、激发流动人口服务利用主动性，总体来看是一个长期才能显效的途径，只有辅之以强力和高效的项目宣传，才能实现流动人口卫生服务利用情况的及时改善。

在认识到项目宣传重要意义的基础上，基层卫生服务部门需积极拓展新的宣传方式，提高宣传效率和覆盖率。这主要在于对现代媒体和信息技术加以利用。目前流动人口以青壮年群体为主，对手机、互联网等新媒体有广泛的应用。新媒体具有传统媒体不具有的覆盖面广、传播速度快、信息容量大、互动性强等优点，因此，相关宣传服务部门应顺应时代发展潮流，积极借助"互联网＋"等新型媒体来创新卫生服务的宣传方式，利用手机、电脑等移动平台推广服务信息，提高宣传效率，进而达到改善流动人口卫生服务项目知晓情况的目的。

三　合理配置公共卫生服务资源，完善医疗保障制度，促进流动人口卫生服务需要向卫生服务需求和利用的转化

根据调查数据，阻碍流动人口卫生服务利用水平提升的另一大因素是经济条件，流动人口身处高消费水平的流入地，平均收入却显著低于户籍人口，经济条件的限制成为流动人口卫生服务需要顺利转化为卫生服务需求和卫生服务利用的一大直接原因。基于"以人为本"的政府理念和公共服务均等化的基本目标，政府在降低流动人口卫生服务利用的经济压力方面责无旁贷。

公共卫生服务方面，数据分析结果表明，流入地已经成为流动人口接受公共卫生服务的主要地点。但是，我国现行基本公共卫生服务的资源配置体系并未考虑流动人口因素，目前各地方获得的财政补助、人员编制、硬件设施等资源都主要以户籍人口数量为标准，造成了流入地和流出地的医疗资源错位，流动人口的

基本公共卫生服务权益更加难以落实。改进方案在于按照常住人口或服务人口重新制定或调整基层卫生资源配置标准，考虑到为流动人口提供卫生服务的成本较高，资源配置应进一步向流动人口集中的地区倾斜。

医疗卫生服务方面，医疗保障制度是减轻人群医疗消费压力的重要手段。目前，流动人口购买医疗保险以新农合为主，往往面临着异地使用和报销的多重限制，不仅打击了流动人口参与医保的积极性，而且会影响其卫生服务利用，不利于流动人口的健康促进。近年来新农合的异地使用已经开始起步，在参保条件、报销比例等方面还需要进一步城乡一体化，实现医疗费用跨省、区报销，在费用上缓解流动人口医疗卫生服务的利用压力。

四　建立流动人口信息网络，探索以社区为基础的流动人口卫生服务管理模式

低水平的信息化基本影响了所有公共卫生服务的顺利实施，譬如本书中提到的流动儿童重复建立"预防接种卡"、流动人口健康档案建立率低等，一定程度上都是信息化程度低的弊端表现。毫无疑问，建立全国联网的流动人口信息网络，具有现实和长远的意义，主要表现在流动人口信息的异地共享和及时更新。流动人口信息网络的构建应以基层为依托，以社区为基础，通过就医政策优惠、提高服务水平等措施，鼓励流动人口主动到社区卫生机构进行信息登记和服务利用，社区机构实时采集、动态录入、及时更新流动人口信息，并进一步根据信息网络进行流动人口卫生服务管理，形成以社区为基础的流动人口卫生服务管理模式。以社区为基础的管理模式具有管理方便、价格低廉的优势，既有利于社区卫生机构实现分级诊疗的目标，又便于高风险流动亚群的卫生服务提供。

流动人口信息网络和以社区为基础的流动人口卫生服务管理模式的建立，需要政府在相关硬件、软件、专业技术、人力资源等领域进行大量的投入。首先，财政部门需在基层卫生部门的硬件设备和人力资源方面进行大量的投入，尽量减少基层的建设负担，有利于建设项

目的落实和建设进度的加快。其次，要建立在全国范围内可共享的流动人口健康信息系统，并对社区医疗机构的服务人员进行技术培训，保证基层工作人员具备信息系统的基本使用技能。最后，信息系统的动态更新是一个重要问题，重点需要探索出驱动流动人口主动进行信息登记的途径和方法。

参考文献

［1］ 中华人民共和国国家统计局：《中华人民共和国 2016 年国民经济和社会发展统计公报》，2017。

［2］ 中华人民共和国国家卫生和计划生育委员会：《中国流动人口发展报告 2017》，2017。

［3］ 黎慕、徐缓：《我国流动人口基本公共卫生服务研究进展》，《现代预防医学》2010 年第 37（19）期。

［4］ 纪颖、袁雁飞、栗潮阳、常春：《流动人口与农村青年人口健康状况及卫生服务利用的比较分析》，《人口学刊》2013 年第 35（2）期。

［5］ 徐玲、孟群：《第五次国家卫生服务调查结果之二——卫生服务需要、需求和利用》，《中国卫生信息管理杂志》2014 年第 11（3）期。

［6］ Andersen, R. M. A Behavioral Model of Families' Use of Health Services. Research Series No. 25. Chicago: Center for Health Administration Studies. Chicago: University of Chicago, 1968.

［7］ Andersen, R. M. Revisiting the Behavioral Model and Access to Medical Care: Does It Matter? *Journal of Health and Social Behavior*, 1995, 36 (1): 1 – 10.

［8］ Andersen, R. M. and Aday, L. A., "Access to Medical Care in the US: Realised and Potential," *Medical Care*, 1978, 16: 533 – 546.

［9］ Aday L. A., Andersen R. A Framework for the Study of Access to Medical Care. *Health Services Research*, 1974, 9 (3): 208.

［10］ 陈英耀、王立基、王华：《卫生服务可及性评价》，《中国卫生资源》2000 年第 6 期。

［11］ Andersen R., Newman J. F. Societal and Individual Determinants of

Medical Care Utilization in the United States. *The Milbank Memorial Fund Quarterly. Health and Society*, 1973, 51 (1): 95.

[12] National Center for Health Statistics. 1965a. Volume of Physician Visits by Place of Visit and Type of Service, Series 10, No. 18.

[13] 李鲁等:《社会医学》(第4版),人民卫生出版社,2013。

[14] 卫生部:《国家基本公共卫生服务规范》(2009年版),2009。

[15] 卫生部:《国家基本公共卫生服务规范》(2011年版),2011。

[16] 国家卫生计生委基层卫生司:《关于做好2013年国家基本公共卫生服务项目工作的通知》,2013年6月17日,http://www.moh. gov. cn/jws/s3577/201306/b035feee67f9444188e5123baef7d7bf. shtml。

[17] 国家卫生计生委基层卫生司:《关于做好2017年国家基本公共卫生服务项目工作的通知》,2017年9月6日,http://www.nhfpc. gov. cn/jws/s3577/201709/fb16b2e306bd469ab84e0c42173bc52d. shtml。

[18] 卫生部:《国家基本公共卫生服务规范》(第三版),2017。

[19] 宋月萍、李龙:《流动人口健康档案现状调查分析》,《档案学通讯》2015年第3期。

[20] 蒋收获:《改善流动人口卫生保健服务利用的策略研究》,复旦大学硕士学位论文,2008。

[21] 陈刚:《改善流动人口妇幼卫生保健服务利用的策略研究》,复旦大学博士学位论文,2006。

[22] 蔡立辉:《医疗卫生服务的整合机制研究》,《中山大学学报》(社会科学版)2010年第50(1)期。

[23] 冯桂平、屈楚博、乔楠、张媛媛:《流动人口医疗机构选择行为的影响因素研究》,《调研世界》2016年第8期。

[24] 王健、郑娟、王朋、齐力:《中国的迁移与健康:解决流动人口医疗卫生服务政策目标与现实的差距》,《公共行政评论》2014年第7(4)期。

[25] 郝爱华、张薇、刘志芳、许淼杰、徐宁、刘礼平、邓惠鸿:《珠

三角流动人口基本公共卫生服务利用及影响因素分析》，《中国公共卫生管理》2016 年第 32（5）期。

［26］ 郭静、翁昊艺、周庆誉：《流动人口基本公共卫生服务利用及影响因素分析》，《中国卫生政策研究》2014 年第 7（8）期。

［27］ 黎楚湘、顾怡勤、黄伟栋、吕军、张震巍：《城市流动人口卫生服务利用及影响因素研究》，《中国初级卫生保健》2010 年第 24（12）期。

［28］ 王恩来、那军、李少鹏、李迎秋、隋立军、王浩、吴萍、杨勇、刘莉：《流动人口卫生服务利用及影响因素分析》，《现代医院管理》2017 年第 15（4）期。

［29］ 刘冬梅、王晖、龚双燕、刘鸿雁、陈佳鹏：《中国流动人口重复参加基本医疗保险现状及影响因素》，《中国公共卫生》2016 年第 32（1）期。

［30］ 吴亚琴、郭静、范慧、薛丽萍、翁昊艺、周庆誉：《2013 年流动儿童计划免疫现状及影响因素分析》，《中国健康教育》2016 年第 32（12）期。

［31］ 赵劲红：《北京市崇文区不同户籍儿童计划免疫接种现状》，《中国生育健康杂志》2007 年第 3 期。

［32］ 李剑飞：《2013 年婺城区某乡镇本地儿童和流动儿童疫苗接种率调查分析》，《中国农村卫生事业管理》2015 年第 35（2）期。

［33］ 孔桂花、丘先、徐志浩：《深圳市宝安区流动儿童保健现状及影响因素调查》，《中国妇幼保健》2013 年第 28（29）期。

［34］ 张建军、张晓华、赵建忠、杨军勇：《北京市丰台区流动人口健康与卫生服务利用情况调查》，《首都公共卫生》2008 年第 4 期。

［35］ 许锋华、汪垂章、夏时畅、高奕、曾海艳、邢海燕：《浙江省流动人口公共卫生服务与管理现状研究》，《浙江预防医学》2010 年第 22（1）期。

［36］ 袁雁飞、纪颖、蒋莹、曾庆奇、常春：《某市 15～24 岁青年流动人口卫生服务利用及其影响因素》，《北京大学学报》（医学版）2012 年第 44（4）期。

［37］ 张燕燕、肖成汉、马骁：《四川省流动老人卫生服务需求及利用研究》，《现代预防医学》2017 年第 44（13）期。

［38］ 徐嘉、张磊、周令、宁岩、李晓枫、肖晶、任苒：《大连市流动人口卫生服务可及性及影响因素分析》，《中国卫生经济》2014年第 33（7）期。

［39］ 周海清、高丹丹、常文虎、贾红武、吴妮娜、冯斌：《北京市某区流动人口卫生服务需求及利用的调查研究》，《中国全科医学》2011 年第 14（4）期。

［40］ 郭静、周庆誉、翁昊艺等：《流动人口卫生服务利用及影响因素的多水平 logistic 回归模型分析》，《中国卫生经济》2015 年第3 期。

［41］ 江婷婷、赵颖智、石智雷：《流动人口就医行为及公共卫生服务利用质量分析——基于湖北省 2013 年流动人口动态监测调查》，《宏观质量研究》2015 年第 3（1）期。

［42］ 宋笑蕾、邹冠炀、石景容、林艳伟、凌莉：《从家庭化流动视角研究广东省流动人口卫生服务利用的影响因素》，《现代预防医学》2017 年第 44（8）期。

［43］ 李亚运、张丹、刘雪仪、魏明杰、钱东福：《健康社会决定因素视角下农村慢性病患者就医行为研究》，《医学与社会》2015 年第 28（9）期。

［44］ 国家卫生和计划生育委员会：《中国流动人口发展报告 2016》，2016。

［45］ 段成荣、刘涛、吕利丹：《当前我国人口流动形势及其影响研究》，《山东社会科学》2017 年第 9 期。

［46］ 段成荣、吕利丹、邹湘江：《当前我国流动人口面临的主要问题和对策——基于 2010 年第六次全国人口普查数据的分析》，《人口研究》2013 年第 37（2）期。

［47］ 国家卫生计生委统计信息中心：《2013 第五次国家卫生服务调查分析报告》，中国协和医科大学出版社，2015。

［48］ 国家卫生和计划生育委员会：《2014 中国卫生和计划生育统计

年鉴》，中国协和医科大学出版社，2014。

[49] 邱培媛、杨洋、吴芳等：《国内外流动人口心理健康研究进展及启示（综述）》，《中国心理卫生杂志》2010 年第 24（1）期。

[50] 蒋善、张璐、王卫红：《重庆市农民工心理健康状况调查》，《心理科学》2007 年第 30（1）期。

[51] 刘越、尹勤、黄惠娟等：《流动妇女与流动男性的心理健康与社会支持》，《中国心理卫生杂志》2010 年第 24（8）期。

[52] 郝莹、齐畅、张洪芳等：《新生代流动人口心理健康现状研究》，《科学大众：科学教育》2016 年第 7 期。

[53] 项丹丹：《南京市中小学生肥胖相关知识与行为的关系》，南京医科大学硕士学位论文，2017。

[54] 苏英、王同庆、杜松梅等：《北京朝阳区某社区居民健康调查分析》，《临床荟萃》2010 年第 25（9）期。

[55] 熊伟、夏小莲、候菊华：《黄石市临江社区居民健康调查报告》，《湖北理工学院学报》2009 年第 25（1）期。

[56] 王冬梅、罗汝敏：《健康方面的性别不平等与贫困》，《妇女研究论丛》2005 年第 S1 期。

[57] 国家卫生计生委基层卫生司：《关于做好 2017 年国家基本公共卫生服务项目工作的通知》，2017。

[58] 王青芬：《建立社区居民健康档案管理存在的问题与对策》，《青海师范大学学报》（哲学社会科学版）2010 年第 32（3）期。

[59] 纪建梅、李士雪：《基于利益相关者角度分析居民健康档案存在的问题及对策》，《医学与哲学》2012 年第 33（12）期。

[60] 王伟、任茜：《基本公共卫生服务均等化的内涵与实施策略》，《医学与哲学》2010 年第 31（11）期。

[61] 第九届全国人民代表大会：《中华人民共和国人口与计划生育法》，2001 年 12 月 29 日。

[62] 中华人民共和国国家卫生和计划生育委员会：《计划生育工作条例》，2003。

[63] 中共中央国务院：《关于全面加强人口和计划生育工作统筹解决

人口问题的决定》，2006 年 12 月 17 日。

[64] 国家卫生计生委流动人口计划生育服务管理司：《国家四部委印发关于创新流动人口服务管理体制推动流动人口计划生育基本公共服务均等化的指导意见》，2010 年 10 月 8 日，http：//www. nhfpc. gov. cn/ldrks/s3577/201306/f7794b5d6b9b40148d3643f87e14c5b1. shtml。

[65] 国家卫生计生委流动人口计划生育服务管理司：《国家卫生和计划生育办公厅关于开展流动人口计划生育药具服务年活动的通知》，2013 年 6 月 14 日，http：//www. nhfpc. gov. cn/ldrks/s3577/201306/048dbb4e1815421092cf86059bc948c6. shtml。

[66] 国家卫生计生委流动人口计划生育服务管理司：《国家卫生计生委关于印发"十三五"全国流动人口卫生计生服务管理规划的通知》，2017 年 2 月 13 日，http：//www. nhfpc. gov. cn/ldrks/s7853/201702/9c4058ccd7224346b1bca81591220ff2. shtml。

[67] 綦松玲、鲍红红、张蒙蒙等：《吉林省已婚育龄流动妇女婚育状况分析》，《人口学刊》2017 年第 39（1）期。

[68] 陈芸：《关于流动育龄妇女计划生育服务的几点思考》，《中国卫生产业》2012 年第 9（9）期。

[69] 龚双燕、王晖、刘冬梅：《已婚流动育龄妇女产后保健服务的利用情况分析》，《中国全科医学》2017 年第 20（18）期。

[70] 胡慧文、张文红、朱岩、张迅、陈云娟、刘洪喜、潘凌燕、左朝晖、周蓓蓓：《常州市流动人口孕产期保健服务利用状况分析》，《中国妇幼保健》2016 年第 31（20）期。

[71] 肖颖：《流动人口公共卫生管理分析》，《中国卫生产业》2017 年第 14（5）期。

[72] 陈珉惺、金春林：《城市流动孕产妇社会支持网络的构建思考》，《中国卫生资源》2016 年第 19（5）期。

[73] 鲍红红、刘美彤、徐雪晶、李双、林雪君、颜康康、刘欣：《吉林省已婚流动妇女孕产期保健服务利用情况及影响因素分析》，《中国妇幼保健》2015 年第 30（22）期。

［74］ 陆亚芳：《新型城镇化背景下流动人口卫生计生基本公共服务均
等化研究》，苏州大学硕士学位论文，2015。

［75］ 国家卫生计生委妇幼健康服务司：《国家人口计生委财政部关于
开展国家免费孕前优生健康检查项目试点工作的通知》，2010
年 4 月 22 日，http://www.nhfpc.gov.cn/fys/s3589/201307/f8efa
dcb2dca4f418cbc0988e0fdd21b.shtml。

［76］ 李艳华：《妇女围受孕期增补叶酸预防胎儿神经管缺陷》，《中
国妇幼保健》2005 年第 14 期。

［77］ 国家卫生计生委体制改革司：《卫生部关于印发〈增补叶酸预防
神经管缺陷项目管理方案〉的通知》，2009 年 6 月 29 日，http://
www.nhfpc.gov.cn/tigs/s9660/200906/facb102b5c5a471788f8b8a8
eed09a31.shtml。

［78］ 王晖、郭维明、李沛霖等：《北京、上海和广东流动人口卫生计
生基本公共服务状况》，《中国妇幼保健》2016 年第 31（10）期。

［79］ 郭静、邵飞、范慧等：《流动人口基本公共卫生服务可及性及影
响因素分析》，《中国卫生政策研究》2016 年第 9（8）期。

［80］ 张勤、胡传来、尹可云等：《城市孕妇产前检查现状及影响因素
分析》，《中国计划生育学杂志》2008 年第 16（9）期。

［81］ 中华人民共和国国家卫生和计划生育委员会：《关于印发〈孕
产期保健工作管理办法〉和〈孕产期保健工作规范〉的通知》，
2013 年 6 月 5 日，http://www.nhfpc.gov.cn/zwgkzt/glgf/201306/
61f0bee3af344623a566ab099fffbf34.shtml。

［82］ 中华人民共和国国家卫生和计划生育委员会：《计划生育技术服
务管理条例实施细则》2001 年 12 月 29 日。

［83］ 赖昕、蔡筱英、刘智勇：《我国流动人口计划生育公共服务现状
与对策研究》，《医学与社会》2012 年第 25（3）期。

［84］ 高春梅、杜亚平：《流动儿童保健现状及其影响因素研究进展》，
《中国全科医学》2013 年第 16（11）期。

［85］ 贺天锋、许国章、易波、杨天池、陈奕、王海波、劳旭影、张
姝、倪红霞：《宁波市 2008－2011 年社区散居儿童手足口病流行

特征分析》，《中国农村卫生事业管理》2013 年第 33（2）期。

[86] 倪泽敏、韩仁锋：《武汉市 0～7 岁流动儿童保健现况调查》，《中国妇幼保健》2010 年第 25（16）期。

[87] 中华人民共和国国家卫生和计划生育委员会：《0～6 岁儿童健康管理技术规范》，2015 年 7 月 9 日。

[88] 吴亚琴、郭静、范慧等：《2013 年流动儿童计划免疫现状及影响因素分析》，《中国健康教育》2016 年第 32（2）期。

[89] 刘恒、巢健茜、杨迎春等：《老年人自评健康影响因素分析及程度比较》，《中国全科医学》2009 年第 12（13）期。

[90] 谷琳、乔晓春：《我国老年人健康自评影响因素分析》，《人口学刊》2006 年第 6 期。

[91] 杜本峰、郭玉：《中国老年人健康差异时空变化及其影响因素分析》，《中国公共卫生》2015 年第 31（7）期。

[92] 郭静、薛莉萍、范慧：《流动老年人口自评健康状况及影响因素有序 logistic 回归分析》，《中国公共卫生》2017 年第 33（12）期。

[93] 韦玮、王永斌、冯学山等：《上海奉贤区农村高龄老人自评健康状况及其影响因素分析》，《中国卫生统计》2007 年第 24（5）期。

[94] 胡月、龚磊、陈福宽等：《农村老年人自评健康状况的影响因素分析》，《中国卫生统计》2013 年第 30（2）期。

[95] 胡蕴绮、周兰姝：《社区老年人健康行为自我效能及其影响因素》，《中国老年学》2013 年第 33（4）期。

[96] 黄佳妮、朱考金：《就医行为研究综述》，《农村经济与科技》2012 年第 23（1）期。

[97] 王森：《我国居民的就医行为及其影响因素研究》，《西北人口》2015 年第 36（3）期。

[98] F. D. 沃林斯基：《健康社会学》，孙牧红译，社会科学文献出版社，1999。

[99] 徐爱军、朱诺：《新农合参合居民就医行为研究》，《中国卫生事业管理》2012 年第 29（6）期。

[100] Tipping G. , Segall M. Health Care Seeking Behaviour in Develo-

ping Countries: An Annotated Biography and Literature Review. Development Biography, Institute of Development Studies, Sussex University, 1995.

[101] 张容瑜、尹爱田、Shi Lizheng 等:《就医行为及政策影响因素研究进展》,《中国公共卫生》2012 年第 28 (6) 期。

[102] 蒲垣均、刘晓彤、于康一等:《老年人就医选择行为研究——基于二元 Logistic 模型》,《重庆与世界》(学术版) 2015 年第 11 期。

[103] 肖营营:《医疗保险对城乡老年人就医行为选择及医疗负担的影响》,山东大学经济学院硕士学位论文,2016。

[104] 阎萍:《我国老年人的求医行为分析》,《人口与发展》2008 年第 14 (6) 期。

[105] 唐雨萌、李茜、何田静等:《中国流动人口就医行为研究进展及启示》,《中国社会医学杂志》2016 年第 33 (5) 期。

[106] 徐秀娟:《结构方程模型及其在医研究中的应用》,山西医科大学硕士学位论文,2004。

[107] 王济川、王小倩、姜宝法:《结构方程模型:方法与应用》,高等教育出版社,2011。

[108] 易丹辉:《结构方程模型方法与应用》,中国人民大学出版社,2008。

[109] 王孟成:《潜变量建模与 Mplus 应用》,重庆大学出版社,2014。

[110] 楚蓓、于永娟:《流动老年人口就医行为及影响因素分析》,《中国农村卫生事业管理》2015 年第 35 (7) 期。

[111] 冯海龙、陈长香、田喜凤等:《城乡中老年人就医行为的现状研究》,《护理管理杂志》2006 年第 6 (5) 期。

[112] 陈露、王悦:《老年居民就医行为的影响因素分析与优化措施》,《中医药管理杂志》2015 年第 23 (18) 期。

[113] 游毅:《我国九省老年人就医行为的变化趋势及影响因素研究》,北京中医药大学硕士学位论文,2015。

[114] 姚兆余、陈雪玲、王翌秋:《农村老年人医疗服务利用及影

因素分析》,《中国农业大学学报》(社会科学版)2014 年第 31(2)期。

[115] 姜浩然:《城市社区老年群体就医行为影响因素分析》,《学理论》2013 年第 28 期。

[116] 蒋子桓:《积极老龄化理论及政策研究》,西南财经大学硕士学位论文,2011。

图书在版编目（CIP）数据

流动人口卫生服务利用及影响因素研究／郭静著
. -- 北京：社会科学文献出版社，2018.7
（中国流动人口健康研究丛书）
ISBN 978 - 7 - 5201 - 2816 - 2

Ⅰ.①流… Ⅱ.①郭… Ⅲ.①流动人口 - 卫生服务 -
研究 - 中国 Ⅳ.①R197.1

中国版本图书馆 CIP 数据核字（2018）第 108507 号

中国流动人口健康研究丛书
流动人口卫生服务利用及影响因素研究

著　　者／郭　静

出 版 人／谢寿光
项目统筹／赵慧英
责任编辑／赵慧英

出　　版／社会科学文献出版社·社会政法分社（010）59367156
　　　　　地址：北京市北三环中路甲 29 号院华龙大厦　邮编：100029
　　　　　网址：www.ssap.com.cn
发　　行／市场营销中心（010）59367081　59367018
印　　装／三河市尚艺印装有限公司

规　　格／开　本：787mm×1092mm　1/16
　　　　　印　张：15　字　数：221 千字
版　　次／2018 年 7 月第 1 版　2018 年 7 月第 1 次印刷
书　　号／ISBN 978 - 7 - 5201 - 2816 - 2
定　　价／68.00 元

本书如有印装质量问题，请与读者服务中心（010 - 59367028）联系

▲ 版权所有 翻印必究